自閉症の脳を読み解く

どのように考え、感じているのか

テンプル・グランディン　リチャード・パネク

中尾ゆかり　訳

The Autistic Brain

Thinking across the spectrum

Temple Grandin　Richard Panek

NHK出版

The Autistic Brain
Thinking across the spectrum
by Temple Grandin and Richard Panek

Japanese translation rights arranged with
Temple Grandin c/o Dunow, Carlson & Lerner Literary Agency, Inc., New York
through Tuttle-Mori Agency, Inc., Tokyo

装幀　畑中　猛（有限会社ベーシック）
装画　押金美和

自閉症の脳を読み解く

どのように考え、感じているのか

Contents

第2部　「弱点」から「強み」へ

◆本文中の（　）は原注、〔　〕は訳注、＊は傍注、［　］内の番号は巻末の原注番号を表す。＊←は、次の見開きページ左側に傍注があることを表す。

◆本文中の書名は、邦訳版がないものは初出に原題とその逐語訳を併記した。

まえがき

本書では、自閉症の脳をさぐる旅にみなさんをご案内しよう。

私は、自閉症をもっているが、この二、三十年に、つねに最先端の技術を使った脳スキャンを数多く受け、さまざまな知見を得てきた。そのため、この知見と自閉症の体験の両方について語ることができる特異な立場にある。一九八〇年代の後半にＭＲＩ〔磁気共鳴画像装置〕が実用化されてまもなく、生まれて初めて「自分の脳をさぐる旅」に出かけるチャンスに飛びついた。当時、ＭＲＩはまだめずらしく、自分の脳の構造を細かく見るのは、すばらしいことだった。それ以来、新型のスキャン装置が導入されるたびに、かならず、まっ先にためしている。私は子どものころに言葉の遅れがあり、パニックの発作を起こし、人の顔をおぼえるのに苦労したが、そうしたことが、脳画像の解析によりいくらか説明できるようになった。

自閉症などの発達障碍《しょうがい》の診断は、今でも、行動の特徴を見つけるというあまりスマートでない方法で行なわれる。行動の特徴は、いわゆるＤＳＭ〔『精神疾患の診断・統計マニュアル』医学書院〕という参考書に掲載されている。診断の基準は、ＤＳＭの改訂版が出るたびに変わってきた。親や教師、療法士の方がたに注意してほしいのは、診断名にとらわれないようにすること。診断名は正確とは言えないのだ。子どももおとなも、ＤＳＭの診断名で決めつけられてはならない。これは、ぜひともお願いしたい。

自閉症の遺伝学は複雑きわまりない。脳の発達をコントロールする遺伝子コードの小さな変化がいくつも関係している。自閉症の子どもの一人に遺伝子の変異が見つかっても、同じ変異がべつの子どもに存在するとはかぎらない。本書では、遺伝学の最新情報も取りあげる。

自閉症スペクトラム〔スペクトラムは、軽度から重度までの症状の幅のこと〕の人が社会的コミュニケーションや顔の認識で問題をかかえている点については、数多くの研究が行なわれてきたが、感覚処理の問題は見すごされている。感覚過敏は、毎日の生活に支障をきたすほど深刻な人もいれば、軽い人もいる。自閉症の人の中には、感覚処理の問題のせいで通常の家庭生活をいとなめず、ましてや仕事などとてもできない人もいる。だから、自閉症の研究で私が最優先するのは、正確な診断ができるようにすることと、感覚処理問題の治療を改善することだ。

自閉症やうつ病などの疾患は、正常に近いものから異常なものまで、症状の重さに幅がある。症状が重すぎると深刻な障碍を引き起こすが、ほんの少しなら都合のいいこともある。遺伝子に原因のある脳疾患がすべて根絶されたら、人類はそうした疾患にかからないという点では今より幸せになるかもしれないが、思わぬ代償をはらうことになるかもしれない。

一九九五年に『自閉症の才能開発——自閉症と天才をつなぐ環』を書いたときには、自閉症スペクトラムの人はだれもが、私と同じく頭の中に写真のようにリアルな画像を思い浮かべて考えるものと思っていた。だが、それは誤解だった。頭の中にある情報をどんなふうに取り出すのか自閉症の人に尋ねてまわり、まちがいに気づいた。そこで、特化された思考方法が三種類あるという説を立てた。この説が正しいことを立証する研究結果をいくつか見つけたときには、うれしくて天にも昇る気持ちだった。自分がどのタイプの考え方をするのかわかれば、自分の限界に配慮できる。そして同様に重要なのは、強みを活かせることだ。

私が生まれた六十五年前の世の中は、現在とかなりちがっていた。昔は、自閉症の症状が重い子どもは施設に入れられたが、今では、できるかぎり充実した生活ができるような取り組みが行なわれ、8章で述べるように、能力のある人は有意義な仕事を見つけている。本書では、自閉症の脳をさぐる私の旅のすべてを紹介しよう。

――テンプル・グランディン

第１部

「行動」から
「原因」へ

1章 診断の問題点

私は一九四七年に生まれてラッキーだった。その十年あとに生まれていたら、自閉症をもつ私の人生は、まったくちがっていただろう。四七年には、自閉症の診断の歴史が始まってまだ四年しかたっていなかった。自閉症と診断されるということがどういう意味をもつのか、わかっていた人はほとんどいない。私の症状——物を壊す、言葉を話せない、身体に触れられることに敏感、回転する物に異常に執着する——は、今の時代なら自閉症と診断されるだろうが、母はこうした症状に気づいたときに、理にかなっていると思えることをした。私を神経科医に連れて行ったのだ。

その医師ブロンソン・クローザーズは、ボストン子ども病院で一九二〇年に神経科が設置されて以来、神経科主任を務めていた。私の診察では、まっ先に脳波を測定して、癲癇《てんかん》の小発作がないことを確認した。次に聴力検査をして耳が聞こえているのを確認し、「たしかにお嬢さんは変わっていますね」と母に告げた。それから私が二言三言口にすると、評価をしなおした。「変わっていますけど、話せるようになるでしょう」。診断は脳損傷。

クローザーズ先生は、自宅の地下室で小さな教室を開いているレイノルズさんという言語療法士を紹介してくれた。教室に通っていたほかの子も脳損傷と言えただろう。ダウン症などの疾患をもっていたのだから。私は、耳は聞こえていたのに、子音、たとえば「cup《カップ》」の「c」などがうまく聞き取れなかった。おとなが早口で話すと母音しか聞こえなくて、おとなにはおとなの特別な言語があるんだと思っていた。でも、療法士はゆっくり話して、無声子音を聞き取れるようにしてくれた。無声子音の「c」で始まる「cup」をきちんと発音したときには、ほめてくれた——今日の行動療法士がするのと同じことをしたのだ。

母は、さらに、ベビーシッターを雇った。ベビーシッターは、私と妹といっしょに、かわりばんこで遊ぶゲームをした。つまり、かならず順番を交替するものだった。これも、今日の行動療法士が使う手法とよく似ていた。食事のときには、テーブルマナーを教わり、頭の上でフォークをくるくるまわすことは許されなかった。昼食後の一時間だけは、自閉症の状態に戻ってもよい。だが、それ以外の時間は、体を揺すったり、ぐるぐるまわったりすることのない世界で過ごさなければならなかった。

母はすばらしい活躍をした。なんと、今日の療法士が行なう標準的な療法を自分で見つけたのだ。今日ではさまざまな療法があり、それぞれの利点については療法士の意見は分かれるだろうが、どんなプログラムでも——私が受けたプログラム「ミス・レイノルズの地下室での言語療法教室およびベビーシッター」も——、基本的な原則は、子どもと一対一で一日に数時間、一週間に二十時間から四十時間かかわることだ。

とは言え、母がしたことは、脳損傷という最初の診断にもとづいていた。そのわずか十年あとだったら、医者は、まったくちがう診断をしていただろう。私を診察したあと、「病気は精神的な問題で——すべて心の中にあります」と母に告げて、私を施設に送りこんでいただろう。

カナーの論文

これまで自閉症について著書や論文などで幅広く書いてきたが、診断がどんなふうにくだされるのかについては、あまり触れてこなかった。自閉症は、髄膜炎や肺がんや連鎖球菌性咽頭炎とちがって、生化学的な検査をして診断をくだすことができない——それでも、現在、検査の開発が試みられており、これについてはあとで述べる。自閉症は、うつや強迫性障碍などの精神疾患と同様に、行動を観察し、評価した上で判定がくだされる。観察や評価は主観的だし、行動は人によってちがう。診断はややこしくなったり、曖昧《あいまい》になったりしかねない。診断の基準は長年のあいだに変化し、今でも変化している。

自閉症の診断の歴史は一九四三年までさかのぼる。この年、ジョンズ・ホプキンス大学の医師で児童心理学の先駆者レオ・カナーが、ある論文で自閉症を提唱した。その数年前、カナーは、悩める父親から一通の手紙を受け取った。[1] 差出人はミシシッピ州フォレストに住むオリヴァー・トリプレット・ジュニアという弁護士で、三十三ページにわたる手紙には、息子ドナルドの五歳になるまでの成育状況がこと細かにしたためられていた。ドナルドは、母親のメアリーになつこうとせず、ときには、だれがそばにいても「まったく気づかない」。しょっちゅう癇癪《かんしゃく》を起こし、名前を呼ばれても反応しないことがよくあり、回転する物をいつまでもうっとりと眺めている。そのような発達上の問題があるにもかかわらず、非凡な才能も見せた。二歳になるころには、旧約聖書の詩篇二十三章（「主は羊飼い……」）を丸暗記していて、長老派の教義問答二十五のすべての問いと答えを一言一句たがわずに暗唱することができたのだ。アルファベットを逆に言うのが大好きで、絶対音感をもっていた。

　メアリーとオリヴァーは息子ドナルドをミシシッピからボルティモアに連れてきて、カナーに診せた。それからの数年間、カナーは、よく似た特徴をもつ子どもをほかにも見かけるようになった。一つのパターンがあるのだろうか。この子どもたちは、みな同じ疾患をもっているのだろうか。一九四三年、カナーは医学専門誌『ナーバス・チャイルド〔神経疾患児〕』に論文「情動的交流の自閉的障害」を発表した。論文には、同じ一連の症状をもつと思われる子ども十一人の病歴が記されていた。症状は、孤独を求める、変化を避けるなどで、今日だったら自閉症の症状と一致すると考えられる。決して変化しない世界で独りきりになるということだ。

　最初から、医療専門家は自閉症にどう対処したらいいのかわからなかった。こうした行動は、生物学的な原因から生じるのだろうか、それとも心理学的な原因から生じるのだろうか。子どもたちが生まれつきもっていたのだろうか。生まれたあとで植えつけられたのだろうか。つまり、自閉症は生まれつきなのか、あるいは成育環境で生じるのかという問題だ。
カナー自身は、少なくとも最初は、生物学的な疾患とする考え方に傾いていた。一九四三年の論文では、自閉的行動は幼児期にすでに見られるようだと述べている。[2] 最後の段落には、「したがってわれわれは、他の子どもたちが生来的に身体的あるいは知的なハンディキャップをもって生まれてくるのと同様に、これらの子どもは、普通なら皆もつことのできる人々との感情的接触が生来的に形成できないと仮定すべきである」〔『幼児自閉症の研究』十亀史郎訳、黎明書房、二〇〇一年〕と記されている。

とは言え、カナーは観察結果のある側面に当惑した。「両親が非常に知的であるという事実をどう評価するかは容易ではない。家族には、かなりの強迫性があるということはたしかである」〔同訳書〕。そういえば、オリヴァー・トリプレットは三十三ページにおよぶ長い手紙を書いた。「非常に詳細な日記や報告、そして、数年前に子どもたちが25の長老教会の教義問答の質疑を暗誦するようになったとか、37の童謡を歌うようになったとか、18の交響曲を聞きわけるようになったとかいう記憶は、親の強迫性を明らかに示すものである」

「一つ目立つことは、グループ全体において、本当に暖かい心をもった父親や母親はごくわずかで、多くは、親や祖父母、親族が、科学、文学、あるいは芸術等の抽象的概念に強くとらわれており、人に対する本当の興味がかぎられているのである」〔以上、同訳書〕

カナーは、観察結果の報告の中で、親のことを、それほどとやかく言っているわけではない。自閉症研究のこの初期の段階では、かならずしも親の行動との因果関係をほのめかしてはいなかった。親がこんなふうに行動するから、子どもがあんなふうに行動するんだとは言っていない。親と患者の似ているところを記したまでだ。親子は、なんと言っても、似通った遺伝子をもっている。両方の世代のちょっと変わった行動は、同じ生物学的な不具合から生じることもありうる。

ところが、カナーは一九四九年の論文「早期幼児自閉症における疾病学と精神力動に関する諸問題」[3]で生物学的な原因から心理学的な原因に目を向けた。十ページ半の論文の五ページ半で、親の行動について述べている。十一年後に『タイム』誌のインタビューで、「自閉症の子どもは、『たまたま子どもをつくる程度に解凍された』親〔ここから「冷蔵庫マザー」という当時のレッテルが生まれた〕から生まれていることが多い」[4]と語った。カナーは自閉症研究の第一人者だったから、その姿勢は、少なくとも四半世紀にわたって、自閉症についての医学界の考え方を方向づけた。

カナーは晩年になって、「自閉症はすべて親のせいだ」と言ったという誤った引用をくり返しされた、と主張した。[5]また、最初は生物学的な説明をしていたことが見すごされているとも述べている。彼自身はジークムント・フロイトにまったく傾倒していなかった。一九四一年に出版した著書で、「偉大なる無意識の神とその自信過剰の解説者を崇めつづけたいなら、思いとどまらせるものは何もない」と述べている。

しかしカナーは時代の申し子でもあり、もっとも活躍した時期とアメリカで精神分析がもてはやされた時期がちょうど重なっていた。自閉症の原因に目を向けたときに、最初は、生まれつきの生物学的な問題ではないか、と心の中では思っていたかもしれない。それでも、結局、心理学的な原因を求めた。子どもの心に傷を負わせた悪者はだれなのかと考えて、精神分析で毎度おなじみの容疑者に目をつけた。親(とりわけ母親)だ。

心の傷ではない

カナーの論拠がまぎらわしいのは、愛情不足の親に育てられた子どもと自閉症の子どもの行動が似ていることがあるからだろう。自閉症の子どもは、相手の表情や身振りなどの社会的手がかりにまったく気づかなくて、不作法に見えることがある。癇癪を起こしたりするかもしれない。じっと座っていなかったり、友だちにおもちゃを貸してやらなかったり、おとなの話を邪魔したりするかもしれない。自閉症の子どもの行動についてまったく知らなかったら、問題があるのは子どもの親で、子ども自身ではないと、簡単に結論を出しかねない。

カナーのとんでもないまちがいは、親の愛情不足が問題行動の原因になりうるのだから、問題行動はすべて親の愛情不足の結果だと思いこんでしまったことだ。三歳児がアメリカの歴代大統領と副大統領の名前を全部言えるとしたら、そのような能力は、外部からの介入がなければ生じるはずがないと考えた。そしてまた、子どもが心を閉ざしたり、物を壊したりする行動は、親が冷淡でなければ生じるはずがないとも考えた。

それどころか、カナーは原因と結果を取りちがえていた。親が冷淡だから、子どもは心を閉ざしたり、物を壊したりしたのではない。子どもが心を閉ざしたり、物を壊したりするから、親は冷淡になったのだ。私の母は、まさにその通りだった。抱きしめても私がしがみついてこなかったので、「テンプルが私を求めていないのなら、距離をおこう」と考えた、と著書に書いている。[6] しかし、問題は、私が母を求めていなかったことではない。感覚過敏の問題があって、抱きしめられると神経系がショートしたのだ（もちろん、あのころは、感覚過敏問題を理解している人などいなかった。この問題は4章で取りあげる）。

カナーの本末転倒の説は、シカゴ大学の精神疾患をもつ子どものための教育施設の所長で、自閉症研究に大きな影響を与えたブルーノ・ベッテルハイムという当時最大の権威の援護射撃を得た。ベッテルハイムは一九六七年に著書『自閉症・うつろな砦』を出し、この本がカナーの「冷蔵庫マザー」理論を世間に広める。ベッテルハイムも、カナーと同様に、自閉症の原因は生まれつきの生物学的な問題がかかわっているのではないかと考えた。だが、カナー同様、自閉症についての考え方は精神分析の原理にもとづいていた。自閉症の子どもは、症状が現れるように生物学的にあらかじめ定められてい**い**たのではなく、生物学的に症状が出や**す**く、自閉症の生物学的要素は潜在的なもので、親の愛情不足によって息を吹きこまれると考えたのだ。*

母は、私を神経科に診せていなかったら、最後には冷蔵庫マザーの罪悪感にさいなまれていただろう。まだ十九の若さで私を産み、しかも最初の子どもだった。新米の若い母親が子ども

＊ベッテルハイムは、一九九〇年没後の十年間に、その名声が地に堕ちた。学歴を偽り、盗作をし、虚偽の研究を行ない、医師を詐称していたことがあきらかになったのだ。もっと腹が立つのは、教育施設の生徒に身体的、精神的虐待をしていたことで、この件で元生徒から告訴された。[7]

の「悪い」行動に直面したときと同じように、母も最初は、自分が何かまちがったことをしているにちがいないと考えた。幸い、クローザーズ先生が不安をやわらげてくれた。それでも、私が小学校の二年生か三年生のころ、カナーの提唱する治療法を全面的に受けさせたこともある。私の行動は心の傷が原因で、それが見つかるまで私は自分だけの狭い世界に閉じこもる運命を背負っていると、ある医者に言われたのだ。

しかし、問題は心の傷ではなく、母にはそれがわかっていた。精神分析では、疾患に取り組むときには行動の原因を見つけて、それを取り除こうとする。だが、母は、私の行動の原因についてはどうすることもできないと考え、行動自体に対処することに専念した。この点で、母は時代の先を行っていた。児童精神医学が母に追いつくには、十年かかったのである。

自閉症というカテゴリーがなかったころ

「自閉症だってほんとうにわかったのは、いつですか」とよく尋ねられる。人生で決定的な瞬間があったかのような、人生が一変してしまう宣告を受けたかのような尋ね方だ。けれども、一九五〇年代初めのころには、自閉症に対する一般の理解はそこまで進んでいなかった。当時の児童精神医学は、私と同様に、まだ誕生して間がなかった。私が五歳だった一九五二年に出たDSM〔『精神疾患の診断・統計マニュアル』〕の初版は、アメリカ精神医学会が精神疾患の診断の統一をはかろうとした最初の試みだったが、「自閉症」と「自閉的」という言葉はほとんど出ていない。わずかに使われているのは、まったくべつの診断名である統合失調症の症状を説明する箇所だった。たとえば、「統合失調症的反応、子ども」という見出しの下に、「子どもに見られる精神疾患的な反応、おもに自閉症が見られる」と書かれているが、自閉症自体についての説明はどこにもない。

母は、私が子どものころにお世話になった医師の一人が、「自閉的傾向」とちらりと口にしたのをおぼえている。けれども、「自閉的」という言葉が自分にあてはめられるのを、私が実際に初めて耳にしたのは、十二歳か十三歳のころだった。「へえ、変わっているのは、みんなじゃなくて私だったんだ」と思った。それでも、そのときでさえ、自閉症の行動がどういうものか、どうして友だちをつくるのが苦手なのか、まだ正確に説明できなかった。

その後の人生では、イリノイ大学アーバナ・シャンペーン校で博士号をめざしていた三十代初めになっても、まだ、自閉症が自分の人生におよぼす影響に気づいていなかった。博士課程の必修科目に統計学があり、私の成績は絶望的だった。講義を教室で受けるかわりに個人指導教員から教われないか問い合わせると、許可を得るには「心理教育評価」を受けなければならないと言われた。一九八二年十二月十七日と二十二日に心理学者と面談し、標準テストをいくつか受けた[8]。その点数は、今、あらためて見てみると、「このテストを受けた人は自閉症ですよ」と訴えているのも同然だ。

一秒に一音節の速さで話される単語を聞きわけるテストの成績は、小学二年生のレベルだった。通常の名詞が任意の記号に置き換えられている文章——たとえば旗の記号は「馬」を意味する――を理解するテストも、小学二年生のレベルだった。

「まあね、こういうテストがよくできないのは当然」と私は思った。おぼえたばかりの一連の概念を記憶にとどめておかなければならないのだから。旗は「馬」という意味で、三角形は「船」、四角は「教会」。待って――旗は何だったっけ。あるいは、三秒前に聞いた音節は「mod」で、二秒前が「er」、一秒前は「a」、今聞こえたのは「tion」。待ってよ――最初の音節は何だった？

きちんと答えられるかどうかは短期記憶にかかっていた。あとでわかったのだが、自閉症の少なからぬ人と同様に、私の短期記憶はお粗末だ。

その一方で、同意語と反意語の成績がよかったのは、テストに出てきた単語を頭の中で画像と結びつけることができたからだ。検査官の心理学者が「止まれ」と言ったら、頭の中で停止信号が見えた。「進め」と言ったら、青信号が見える。だけど、見えるのはふつうの停止信号や青信号だけでない。過去の記憶から、特定の停止信号や青信号が見える。たくさん見えるのだ。たとえば、メキシコの税関にあった「止まれ」と「進め」を示す信号は、税関職員が私の荷物を調べないことにしたら赤から青に変わったが、その光景は十年以上前に見ていても、ありありと思い出す。

それも私には当然のことだった。だれもが画像を思い浮かべて考えていると思っていたからだ。自分は、それがたまたまたいていの人より得意なだけだと思っていた。人生のその時点で、もう何年も建築用の設計図を描いていた。完成した図を見て、「へえ、よくできてる。私が描いたなんて信じられない」と思ったことは何度もある。それでも、「こういう作図ができるのは、

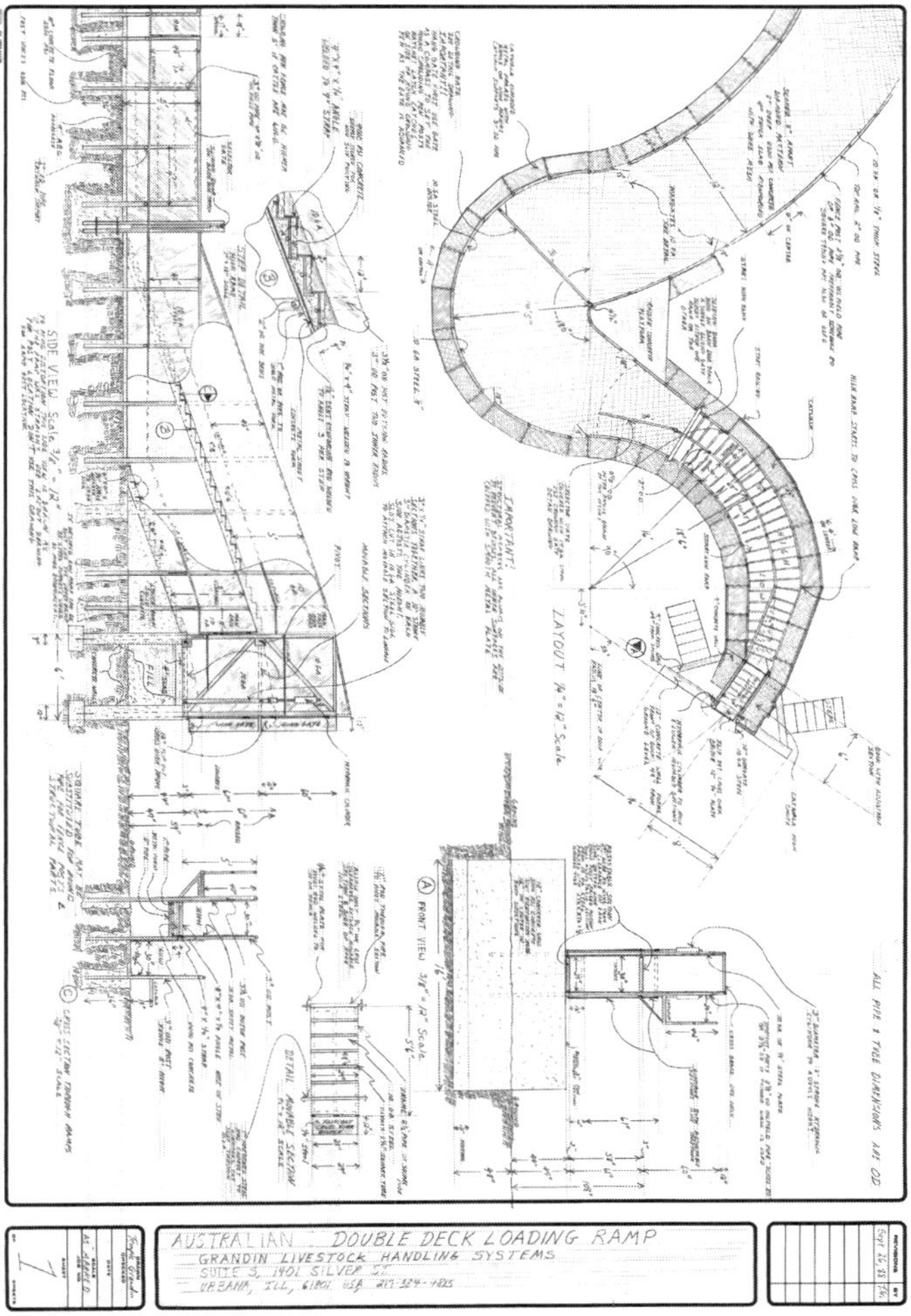

二層式積み込み傾斜路の設計図を作成するときには、家畜処理施設を訪れて画像を頭の中に「ダウンロード」する。

敷地を歩きまわって、細部をすべて記憶して、コンピューターみたいに画像を頭の中に保存して、適切な画像を好きなように取り出していたからだ。こんなふうにして図が描けるのは、私が自閉症だからだ」というふうには考えていなかった。「論理的思考のテストの成績が百人中下から六番目で、言語能力のテストは（言語と画像を結びつけていたため）上から六番目だったのは、私が自閉症だからだ」とは思いもしなかった。それは、「自閉症の人」というカテゴリーが、そのころは、まだできはじめたばかりだったからだ。

当然ながら、「自閉症」という言葉は一九四三年以来、精神医学の専門用語になっていたから、自閉症をもつ人という概念もそのころからあった。けれども、定義は曖昧だったと言わざるをえない。行動が奇妙だと指摘されなければ、私は、自分のしていることを自閉症という観点から考えることはなかった。この点では、私は例外ではなかっただろう。

ころころ変わる診断名

DSMの第二版は一九六八年に出たが、一九五二年の初版と異なり、自閉症についてひと言も触れていない。私の知るかぎりでは、「自閉的」という言葉が二回出てくるが、またもや初版と同様に、使われているのは、統合失調症の症状を説明するときだけ。「自閉的な、正常でない、引きこもりの行動」、もう一つは「自閉的思考」だ。

ところが、一九七〇年代に、精神医学界は考え方をすっかり方向転換した。かつての精神分析学の手法で原因を追究するのはやめて、結果として現れる症状を重視するようになる。それまでのように、正確な診断を二の次にするのでなく、症状を厳密に、整然とした、一貫性のある形で分類して、診断の拠り所としようとした。精神医学が科学になる時代が到来したと考えたのだ。

転換がはかられた要因はいくつかある。[9] 一九七三年にスタンフォード大学の精神医学者デヴィッド・ローゼンハンが発表した論文も、その一つ。論文には、自分と仲間の学者数人が統合失調症のふりをして精神科医をだまし、それがあまりにみごとだったため、ほんとうに診断をくだされ、本人の意に反して精神病院に閉じこめられてしまったいきさつが、くわしく述べられていた。[10] 論文は、医者がこうもやすやすとまちがった診断をくだす――誤診し、さらに、悲劇的な結果を招きかねない――ことがあるのなら、医者の仕事が、どれほど科学的に信頼できるのか、という疑問を投げかけた。

もう一つの要因は、社会問題に関係する。一九七二年に同性愛者の人権擁護運動で、同性愛を精神疾患――治療して治す必要がある疾患――とするDSMの分類がやり玉にあげられたのだ。同性愛者はこの闘いで勝利をおさめ、DSMのほかの診断基準もどれほど信用できるのか、という問題を提起した。

だが、精神医学の関心の的が原因から症状へ、心の傷探しから症状の目録づくりへと変化した最大の要因は、医薬の発展だろう。精神医学者は、患者を治療するために症状の原因を見つける必要がなくなった。薬で症状の手当をすれば、患者の苦しみをやわらげることができるのだ。

ところが、症状の手当をするには、どの薬がどの病気にきくのか知っていなければならない。ということは、病気がどういうものか知っていなければならない。つまり、具体的な、一貫性のある方法で病気を見つけなければならないということだ。

この綿密な取り組みの一つの成果として、精神医学会の調査委員会が、ついに、当然の疑問をいだいた。統合失調症の一症状であるこの自閉的行動とは、何ぞや。調査委員会は、疑問に答えるために、自閉的な行動を、統合失調症であることを示すほかの症状（幻想、幻覚など）から切り離さなければならなくなった。だが、自閉的な行動について述べるからには、それがどういうものか、説明しなければならない――つまり、症状のチェックリストが必要だ。自閉的な行動以外の統合失調症の諸症状と重複しない症状をあげたチェックリストから、別個の診断名をもうける可能性が出てきた。小児自閉症、すなわちカナー症候群だ。

一九八〇年に出版されたDSM-III（第三版）は、小児自閉症を広汎性発達障碍（PDD）〈DSM-III邦訳版では「全般的発達障害」と表記されている〉というさらに大きなカテゴリーに入れている。小児自閉症と診断されるには、六つの基準にあてはまる必要がある。一つは、統合失調症を示す症状がないこと。あとの五つは――

- 生後30ヶ月未満の発症。
- 他者に対する反応性の全般的な欠如（自閉症）。
- 言語発達における粗大な欠陥。

●会話が存在する場合は、即時のまたは遅延した反響言語（相手の発話のオウム返し）、隠喩的言語、代名詞の逆転（一人称と二人称の逆転など）のような特異な会話のパターン。

●周囲の様々な状況に対する奇異な反応、例えば変化への抵抗、生きているあるいは生命のない対象への特異な興味あるいは愛着。（『DSM-Ⅲ精神障害の分類と診断の手引』高橋三郎ほか訳、医学書院、一九八二年）

この説明は決して正確とは言えない。それどころか、自閉症がどういう疾患なのか米国精神医学会が正確に決定しようとしてDSMの版が重ねられるたびに、その基準は目まぐるしく変化している――このような成り行きは、行動を観察して診断する精神疾患でよく見られる。

一九八七年には、DSM-Ⅲを改訂したDSMⅢ-Rが出て、診断名が変わった（小児自閉症を自閉性障碍とした）だけでなく、診断基準が六項目から十六項目に広げられた。十六の項目はA、B、Cの三つのグループに分類され、該当者は、少なくとも合計八つの症状があり、そのうち少なくともAグループから二つ、Bグループから一つ、Cグループから一つを示すことと定められている。中華料理のメニュー顔負けのこのきめ細やかさのおかげで、診断される子どもの数が増えた。一九九六年に行なわれたある研究では、「顕著な社会性障碍をもつ」未就学児百九十四名にDSMのⅢとⅢ-Rの基準をあてはめて比較した[1-1]。その結果、自閉症と判定された子どもは、Ⅲでは五一パーセントだったのに対し、Ⅲ-Rではじつに九一パーセントにのぼった。

Ⅲ-Rはまた、Ⅲで広汎性発達障碍に入っていた非定型広汎性発達障碍の幅を広げ、自閉症の症状が軽かったり、症状のすべてではないがほとんどが見られたりする場合も含めて、「特定不能の広汎性発達障碍（ＰＤＤ‐ＮＯＳ）」という包括的な診断名にした。一九九四年に出たＤＳＭ‐Ⅳでは、新しい診断名がもう一つ加わり、自閉症の定義はますますややこしくなった。アスペルガー症候群だ。

アスペルガー症候群とスペクトラム

一九八一年、イギリスの精神医学者で医師のローナ・ウィングは、オーストリアの小児科医ハンス・アスペルガーが一九四三年と四四年に行なった研究を英語圏の人びとに紹介した。[12] カナーが自閉症を定義しようとしていたころに、アスペルガーは、いくつかの明白な特徴が共通して見られる子どもたちがいることに気づいた。その特徴とは、「共感の欠落、友だちをつくる能力の欠如、一方的な会話、特定の関心事への強いこだわり、ぎこちない動作」。こうした子どもたちが、気に入った話題については際限なくしゃべる能力があることにも気づいて、「小さな教授」と名づけた。アスペルガーはこの症候群を「自閉的精神病質《サイコパシー》」と名づけたが、ウィングは、「精神病質」という言葉が長年のあいだに好ましくない連想と結びつけられてきたことから、「アスペルガー症候群という中立的な名称のほうが好ましい」と考えた。

アスペルガー症候群がＤＳＭに加えられたことは、二つの意味で重要だった。一つは、精神医学の権威に正式に認められたこと。二つめとして、「特定不能の広汎性発達障碍」という診断名や、「自閉症のような症状があってもほんとうの自閉症ではない」という診断基準を考え合わせると、アスペルガー症候群の追加は、自閉症全般についての考え方を変えたという意味もあった。

一九八〇年に自閉症がＤＳＭ-Ⅲに加えられたことは、自閉症を一つの診断名として正式に認めたという点で重要だった。一方、八七年にＤＳＭⅢ-Ｒで特定不能の広汎性発達障碍という診断名が新たにもうけられ、アスペルガー症候群が九四年にＤＳＭ-Ⅳに加えられたことは、自閉症をスペクトラムとして再構築する上で重要だった。アスペルガー症候群は、ＤＳＭ-Ⅳによると、厳密には自閉症の一形態ではない。広汎性発達障碍としてあげられた五つの疾患の一つで、広汎性発達障碍にはそのほかに、自閉症、特定不能の広汎性発達障碍、レット障碍、小児期崩壊性障碍がある。ところが、アスペルガー症候群は「高機能自閉症」としてたちまちその名が広く知られるようになり、二〇〇〇年にＤＳＭ-Ⅳの改訂版（ＤＳＭ-Ⅳ-ＴＲ）が出るころには、広汎性発達障碍と自閉症スペクトラム障碍（ＡＳＤ）は、医者のあいだでは、同じ意味で使われるようになっていた。スペクトラムの一方の端には、症状の重い人がいて、もう一方の端には、アインシュタインやスティーブ・ジョブズのような人がいる。

ところが、その範囲が問題になっている。自閉症をスペクトラムとしてとらえる見方が、一般の人や医療関係者の考え方の主流になるにつれて、自閉症が「流行」していると考えられるようになったのは、まったくの偶然ではないだろう。よく見られる病的な行動に新しい診断名がつけられたら、当然、その診断の発生数は増えつづける。

自閉症は増えたのだろうか。だとしたら、ほかの診断の発生数は減るのではないだろうか。

たしかに、減少しているようだ。イギリスでは、今では自閉症とされている症状のいくつかは、昔だったら、発話・言語障碍の症状とされていただろう。こうした診断の数は実際に一九九〇年代に減少し、その割合は自閉症の診断の数が増加した割合とほぼ一致する。アメリカでも、以前なら精神遅滞などと診断されていただろうが、こうした診断の数は、自閉症の診断の数が増えるにつれ、減っている。一九九二年から二〇〇五年にかけて自閉症と診断されたカリフォルニアの子ども七千三人をコロンビア大学が調査したところ、六百三十一人、つまりほぼ十一人に一人が、診断名を精神遅滞から自閉症に変更されていた。[13] 以前に何の診断もくだされていなかった子どもまで合わせると、自閉症と診断された子どもの割合は四人に一人になる。

コロンビア大学でのちに同じ調査対象の子どもを分析したところ、自閉症の子どもの近くで暮らす子どもは、自閉症の診断を受ける可能性が高かった。[14] それは、おそらく、親が自閉症の症状をよく知っていたからだろう。子どもは発達の標準通りに話しているだろうか。体をこわばらせて、抱かれるのをいやがったりしないだろうか。「せっせっせ」をちゃんとできるだろうか。人と目を合わせるだろうか。昔だったら精神遅滞と診断されていた子どもが、今では自閉症と診断される可能性が高くなっただけでなく、それ以外の子どもも認識の広まりによって自閉症の診断をくだされる可能性が高くなっている——診断の対象にした集団で発症率の増加が一六パーセントにのぼったことからも、じゅうぶんにうなずけるだろう。

自閉症はほんとうに増えているのか

自閉症やアスペルガー症候群に対する認識が高まった影響は、私の講演を聴きに来る人を見るだけでわかる。私が自閉症の講演を始めた一九八〇年代には、自閉症をもつ参加者は、スペクトラムの端のほうにいて、言葉を話さない重症の人が多かった。こういう人びとは今でも、講演を聴きに来る。でも、現在、もっとよく見かけるのは、極端に恥ずかしがり屋で手に汗をかく子どもたちだ。私はこう考える。「あの子たちは私と同じようなものだ――スペクトラム上にいるけれど、端の高機能にあたるんだ」。一九八〇年代だったら、あの子たちの親は自閉症の検査を受けさせようと考えただろうか。たぶん、考えなかっただろう。子どもたちの中には、私がスティーブ・ジョブズ二世と呼ぶオタクっぽい子もいる。子どものころいっしょに学校に通った子どもたちを思い出す。あの子たちは、ここにいる子どもたちとそっくりだったが、診断はくだされていなかった。今の時代なら、そうはいかないだろう。

最近、自閉症の子どもたちのための学校で話をした。百人ほどの子どもが体育館で床に座っていた。あまりもそもそしていなかったので、きっと自閉症スペクトラムの端の高機能にあたる子どもたちなのだろう。私が数か月前にミネソタ州の科学展で見た子どもたちとちっとも変わらないように見えた。この学校の子どもたちは、いちばん得意な科目を――理科でも歴史でもものめりこんでいる科目が何であれ――一人きりになって勉強できる学校に通うために診断を受けたのだろうか。それなら、科学展に来ていた子どもの中にも、自閉症やアスペルガー症候群の診断にあてはまる子がいたのではないだろうか。

自閉症スペクトラム障碍と診断される子どもの数がほぼ確実に、大幅に増加している原因は、もう一つある。[15] この原因は、当然集めるべき注目を集めてこなかった。校正のミスだ。衝撃的な話だが、真実だ。DSM-IVでは、特定不能の広汎性発達障碍の説明は、「相互的人間関係および言語的、非言語的意思伝達能力の発達に重症で広汎な障害のある場合」と印刷される予定だった。ところが、実際にできあがったものを見ると、「相互的人間関係または言語的、非言語的意思伝達能力の発達に重症で広汎な障害のある場合」〔『DSM-IV精神疾患の診断・統計マニュアル』高橋三郎ほか訳、医学書院、一九九六年〕となっていた（傍点引用者）。本来は、特定不能の広汎性発達障碍と診断されるには両方の基準にあてはまる必要があったのに、どちらかがあてはまればいいことになったのだ。

このミスにしたがって何人の医者が特定不能の広汎性発達障碍の誤診をしたのか、知るよしもない。文言は二〇〇〇年のDSM-IV-TRで訂正された。それでも、そのころには誤った診断基準が標準的な診断基準になってしまったために、そのまま誤診を続けた医者が何人もいただろう。

こうした要因――曖昧な基準、アスペルガー症候群や特定不能の広汎性発達障碍、自閉症スペクトラム障碍という診断名の追加、認識の高まり、校正ミス――をすべて考えあわせると、自閉症が「流行」しなかったほうが、よっぽど驚く。

自閉症の発症が、実際には、この数年のあいだに増加していないと言っているのではない。

発症には環境要因も一因となっているようだ——環境要因といっても、空気中の毒物や母親の血管中の薬物だけでなく、子どもができたときの父親の年齢や妊娠期間中の母親の体重といった要因もあり、父親の年齢は、精子中の遺伝子変異の数に影響をおよぼすらしい（これについては3章で述べる）。環境が悪化したら（新しい薬が市場に出まわり、あとになって、それが自閉症の症状の原因になることがわかるとか、国内の労働人口が変化して子どもをもつ時期を遅らせる夫婦が増えるなど）、発症数は増加するだろう。環境がよくなっても（自閉症スペクトラム障害と診断された子どもへの支援が充実したら、親が医者や病院を次々と替えて、やがて子どもは「正しい」診断を受ける）発症数は、やはり増えるだろう。

原因がどんなふうに組み合わされていようと、自閉症の診断の報告数は増加の一途をたどっている。二〇〇〇年に、アメリカ疾病予防管理センター（CDC）が自閉症・発達障害モニタリング（ADDM）ネットワーク[16]を設置して、八歳児のデータを収集し、アメリカ国内の自閉症とそのほかの発達障害の推定数を算出するようになった。自閉症スペクトラム障害の子どもの割合は、二〇〇二年のデータでは、百五十人に一人だった。二〇〇六年には百十人に一人に上昇し、二〇〇八年のデータ——この本を書いている二〇一二年三月の時点で最新のデータで、最近のたいていの報告の基準——では、その数はさらに増え、八十八人に一人。これは六年間で七〇パーセントの増加になる。

調査した子どもの数は三十三万七千九十三人で、いくつかの州の十四の地域から集められ、その年の全国の八歳児の八パーセント以上にあたる。自閉症スペクトラム障害と判定された子どもの割合は、地域によって大きなばらつきがあり、二百十人に一人という低い数字から、四十七人に一人という高い数字までである。ある地域では、男児の三十三人に一人が判定された。アフリカ系の子どもでは、二〇〇二年から九一パーセント上昇している。ヒスパニック系の子どもでは、増加はさらに急激で、一一〇パーセント、つまり二倍以上だ。

アメリカは、いったいどうなっているのだろう。二〇一二年の報告が発表されたあとで、ニューヨーク自閉症・脳発達研究所長キャサリン・ロードは、「現時点では、わからない」とCNNのインターネット版で述べている。残念ながら、二〇一三年に発売されたDSM-5*は問題を解明していない（これについては5章でくわしく述べる）。

戸棚の掃除をしているときには、掃除を始めたときよりちらかってしまう時点があるようだ。現在、私たちは自閉症の歴史でそういう時点にある。自閉症についての知識は、ある意味で、一九四〇年代から飛躍的に増えている。けれども、べつの意味では、私たちはこれまでになく混乱をきたしている。

幸いなことに、最大の混乱の時点を通過する準備はできていると思う。ユタ大学医科大学院の機能的脳画像研究所長ジェフリー・S・アンダーソンは「医学の世界には、精神医学から始まった疾患が、最後には神経学に行きつくという長い伝統がある」と述べている。[17] 癲癇もそうだった。現在では、自閉症がその伝統に加わっている。自閉症は、ついに、二つの新しい調査方法のおかげで、その秘密をハードサイエンス〔物質（この場合には脳神経系と遺伝子）中心の科学〕の精密な調査にゆだねるのだ。

新しい調査方法については次の二つの章で探究する。

まず、2章という棚で、脳画像を調べよう。次に3章という棚で、遺伝学を取りあげよう。私たちは自信をもって戸棚の掃除に取りかかることができる。今では、自閉症について新しい考え方をしているからだ。

自閉症は心の中にあるのだろうか。

いいや、そうではない。

脳の中にあるのだ。

＊今回からローマ数字をアラビア数字に変更したのは、アラビア数字なら改訂版の表記が5.1、5.2などのようにたやすくなるため。

2章　脳画像による新発見

この二十数年のあいだに、私には隠れた才能があることを発見した。長時間まったく動かずに横になっているのが得意なのだ。

この能力に初めて気づいたのは、一九八七年にカリフォルニア大学サンタバーバラ校で、自閉症をもつ人の中では最初のＭＲＩの被験者の一人になったときだ。技師からいくつか警告を受けた。「音がうるさいですよ」「頭を支えるヘッドレストは快適ではありませんよ」「絶対に動かないで、じっとしていてくださいね」。

私の体は金属製の巨大な筒の中にしずしずと入っていった。けっこういけるじゃない、と私は思った。締めつけ機〔牛に注射するときに動かないようにするための装置。不安を取り除き、落ち着かせる効果もある。著者は人間用に応用したものを発明した〕みたいなものだ。それとも、「スター・トレック」の世界かな。

それからの三十分間に、警告されていたことがすべて現実になった。ハンマーを鉄床《かなとこ》にたたきつけるような音。ほんとうに、うるさい。首はこわばる。快適ではないどころじゃない。少しでも体を動かさないように細心の注意をはらっているだけの、単調な意識の流れ。動くな、動くな、動くなよ――微動だにしないで寝ころがっていろと自分に命じる三十分間。ところが、こうした肉体的な試練は、ちっとも苦にならなかった。私は胸をおどらせていた。科学の祭壇に身を横たえていたのだから。

そして試練は終わった。ストレッチャーから飛び降り、まっしぐらに技師室に向かい、ごほうびをもらう。自分の脳の中を見たのだ。

私はこの体験を「自分の脳の中心を訪れる旅」と呼ぶ。今では、かれこれ七、八回、脳画像のスキャンを受けて、私を私たらしめている脳の構造や活動を眺めている。私の考え方や、まわりの世界に対する見方を決定している脳のひだや脳葉〔前頭葉や頭頂葉などの大脳皮質のまとまり〕、経路。一九八七年に初めて自分の脳のＭＲＩ画像を見たときに、脳が対称的でないことにすぐに気づいた。脳の左側の空間――側脳室――が、右側の空間よりあきらかに長い。この程度の非対称はそれほど重要でないし、それどころか、脳の左右がいくらか非対称なのは正常だと医者は言った。それ以後、左右の脳の非対称性は一九八七年とくらべてはるかに正確に測定できるようになり、今では、これほど長い側脳室は、私が自閉症と判定される症状のいくつかと関連があるらしいことがわかっている。このような判断ができるようになったのも、ひとえに、脳画像の技術と研究がめざましく発展したおかげだ。

オフィスビルのような脳の構造

脳画像を使えば、脳のあらゆる部位について、二つの基本的な疑問の答えが得られる。どんな形をしているのか。何をしているのか。

MRIは、強力な磁場と特定の周波数のラジオ波を使い、体内の水素原子の原子核スピン（自転）の振る舞いから、体内の構造や活動を調べる装置だ。構造的MRIは一九七〇年代に登場し、「構造」という名称が示すように、脳の内部の解剖学的構造を映し出す。脳はどんな形をしているのかという疑問に答えてくれる。

機能的MRI（fMRI）は、一九九一年に導入され、人や動物が感覚刺激（視覚刺激、音、味、感触、におい）に反応しているときや、問題を解決したり、話を聴いたり、ボタンを押したりするなどの課題に取り組んでいるときに、脳が実際に機能するようすを示す。脳の血流を調べることによって、神経の活動が把握できるらしい（活動が活発になるほど、酸素が必要になり、酸素を運ぶ血液の量も増加する）。刺激に反応したり、与えられた課題に取り組んだりしているときに活発になる部位が、脳は何をしているのかという疑問の答えを出してくれると考えられる。この二、三十年に、MRIを使って脳の研究が行なわれるようになり、専門家の審査に合格した査読付き論文の数は二万本以上にのぼる。ここ数年では、その数は一日に八本、あるいはそれ以上に増えている。

それでも、脳画像法では、原因と結果を区別できない。自閉症にまつわる有名な例がある。

顔の認識だ。脳画像法を使った研究から、自閉症の人の大脳皮質は、人の顔を見ても、物を見たときほど活発に反応しないことが長いあいだくり返し示されてきた。人の顔を見たときの大脳皮質の活性化が少ないのは、ほかの人と社会的にかかわることが少ないからだろうか。それとも、ほかの人と社会的にかかわろうとしないのは、大脳皮質の接続のせいで顔をしっかりおぼえていないからだろうか。今のところ、わからない。

脳画像法で、何もかもわかるわけではない(章末の付録を参照)が、多くのことがわかる。脳の一部を眺めて、脳がどんな形をしているのか、何をしているのかという疑問に答えられる技術は、さらなる疑問にも答えてくれる。自閉症の脳は、ふつうの脳と形がどうちがうのか。働き方がどうちがうのか。この二つの疑問には、すでにいくつもの答えが出ている——答えのおかげで、つねに自閉症スペクトラム障碍の診断基準になってきた行動を、脳の生物学的作用と照らし合わせられるようになってきた。自閉症に対する新しい知識が、ますます高度になる脳画像技術と結びつけられるにつれて、生物学にもとづく診断は可能なだけでなく、間近に迫っている——わずか五年後かもしれない——と考える研究者は少なくない。

私はいつも学生に「動物の行動を理解したいなら、まず脳から始めて道を切り開くこと」と言う。人間がほかの哺乳動物と共通してもっている脳の部位は、最初に進化した。原始的な情動の領域で、いつ戦えとか逃げろとか命じる。それは脳の基底部にあり、脊髄につながっている。そして、私たちを人間たらしめている機能——言語や長期にわたる計画、自意識——を果たす領域は、いちばん最後に進化し、脳の前部にある。けれども、私たちをそれぞれの人間たらしめているのは、脳全体でのさまざまな部位のあいだの複雑な関係だ。

私は脳の話をするときに、オフィスビルのたとえをよく使う。ビルのあちこちで働く社員は、それぞれに専門の分野を担当しているが、協力して仕事をする。いくつかの部署はほかの部署より密接に連携する。ほかの部署より忙しい部署もあり、それは現在手がけている仕事による。けれども、一日の終わりには、全体がまとまって一つの産物を生みだす。思考や行動、反応だ。ビルの最上階にはＣＥＯ〔最高経営責任者〕がいる。前頭前野だ。前頭葉の前のほうにあり、大脳皮質〔脳の外側の表面を構成する幾層かの灰白質（かいはくしつ）〕の一区画を占め、皮質のほかの部位から送られてくる情報をまとめて、脳の部位が協力して実行機能を果たせるようにする。実行機能とは、一度にいくつかの仕事をしたり、戦略を立てたり、衝動を抑制したり、情報の複数の出所を考慮したり、いくつかの選択肢を一つの解決策にまとめたりする働きだ。

ＣＥＯのいる最上階のすぐ下には、大脳皮質のほかの区画がある。区画はそれぞれ次のように、担当する脳の部位の責任をもつ。

●前頭葉――論理的思考、目標、情動、判断、随意筋運動をつかさどる部位。
●頭頂葉――感覚情報を受け取って処理し、数字を扱う部位。
●後頭葉――視覚情報を処理する部位。
●側頭葉――時間、リズム、言語を把握する聴覚の部位。

大脳皮質のこうした個々の区画とそれが担当する部位の関係は、会社の部長と担当部署の関係に似ている。部長の下には、さまざまな社員がいる。私に言わせれば、オタクたち。数学や美術、音楽、言語といった専門化した機能をつかさどる脳の領域だ。

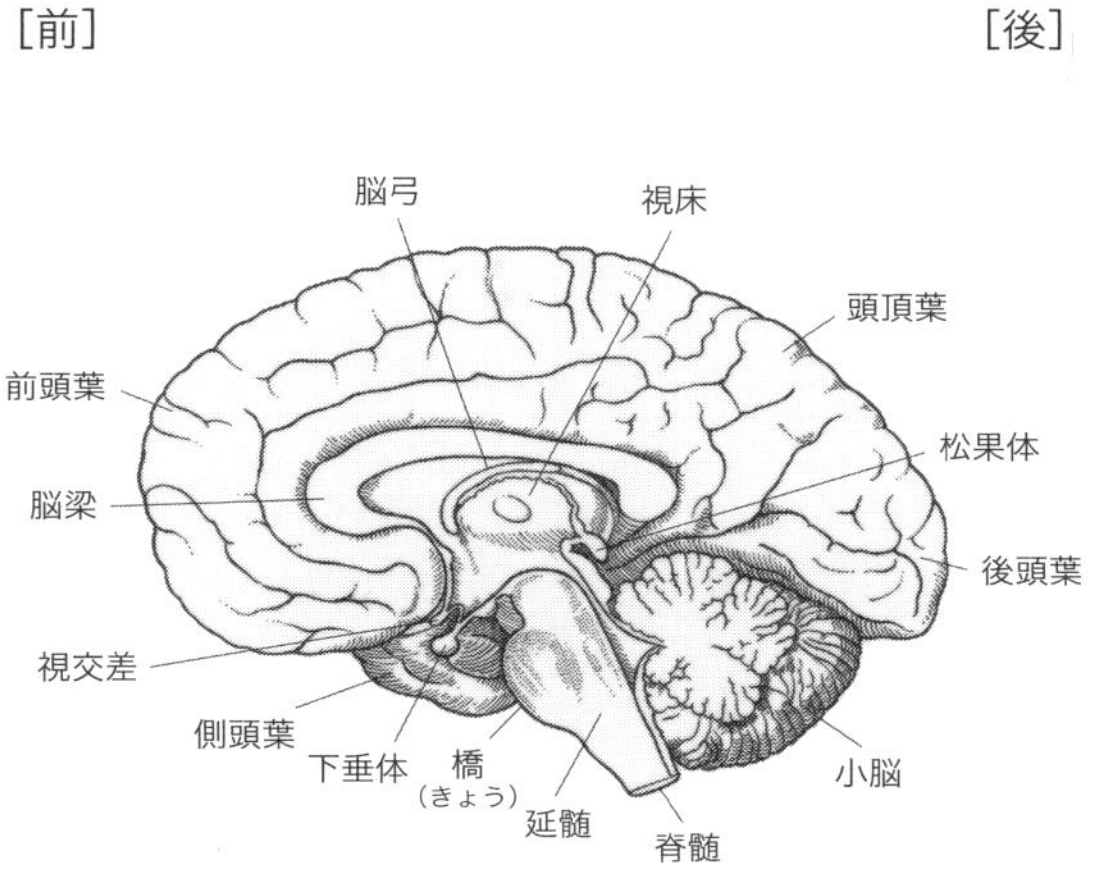

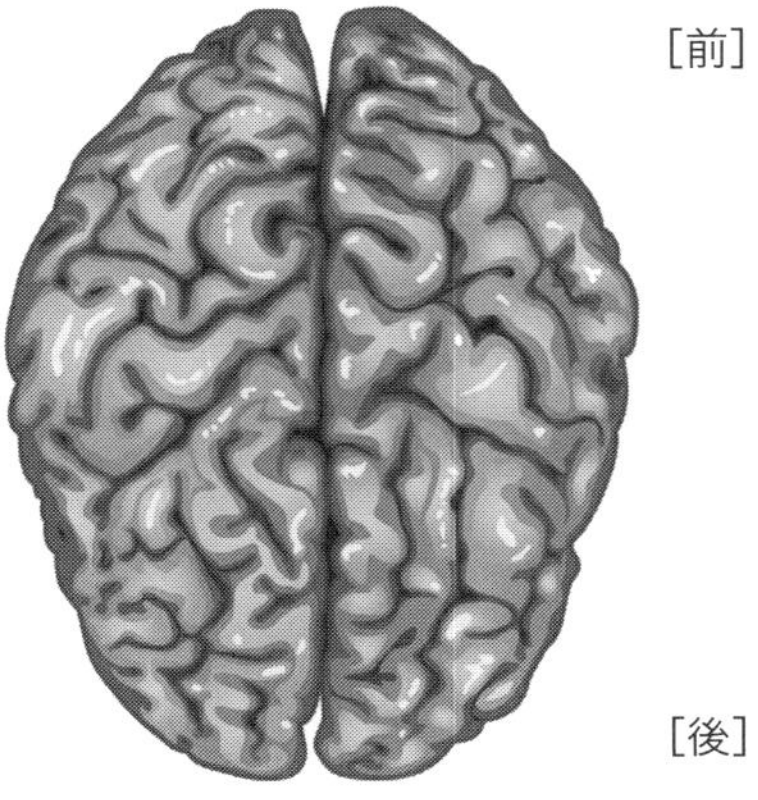

人間の脳の内部と、上から見た図
ⓒScience Source / Photo Researchers , Inc. (top); ⓒ123rf. com (bottom)

ビルの地階には肉体労働者がいて、呼吸や神経系の覚醒など生命を維持するシステムにたずさわる。

もちろん、こうした部署や社員は全員、たがいに連絡をとる必要がある。それで、各自がデスクトップのコンピューターや電話、タブレット、スマートフォンなどをもっている。直接会って話したいときには、エレベーターや階段を使う。ビルのあちこちにいる社員をありとあらゆる方法で結びつけているこうした連絡手段は、脳では、すべて白質だ。灰白質〔皮質〕が脳の個別の領域をコントロールする薄い覆いであるのに対して、脳の四分の三を構成する白質〔髄質〕は大量の配線のからまりで、すべての領域で確実に連絡がとれるようにしている。

ところが、自閉症の脳では、エレベーターが七階で止まらないのかもしれない。経理部の電話が通じないのかもしれない。玄関ホールの無線信号が弱いのかもしれない。

脳画像法が開発される前は、脳を調べるには、死後に解剖するしかなかった。脳の構造を理解するのは――脳がどんな形をしているのかという疑問に答えるのは――比較的、簡単だった。脳を切り開き、中を見て、部位に名前をつければよい。脳の部位の機能を知るのは――脳がどんな働きをしているのかという疑問に答えるのは――はるかにやっかいだった。生きているときに奇妙な行動をする人を見つけておいて、その人が死んだら、脳のどこが壊れているのか探すのだ。

「壊れた脳」の症例は今でも神経学で役に立っている。腫瘍。頭部損傷。脳卒中。脳のどこかが壊れたら、ようやく、さまざまな部位がどんな働きをしているのかわかる。けれども、今日では、脳のもち主が死ぬのを待つまでもない。脳画像法を使えば、患者がまだ生きているあいだに、脳の部位を見て、どこが壊れているのかわかる。

ある大学のキャンパスを訪れていたときに出会った学生が、本を読もうとすると字が揺れて見えると言った。頭に怪我をしていないか尋ねると、ホッケーのパックをぶつけられたと言う。どこにぶつけられたのかと尋ねると、後頭部を指さした。学生が指さしたのは、一次視覚野。予想していた通りだ。脳画像法のおかげでわかっていた。

私の脳画像

壊れた脳を研究するときには、どこかに異常があることを示す兆候を見つけ、損傷を受けた配線や箇所を探す。この研究から、形や色、動き、触感の知覚をつかさどる脳の後部の回路の存在がつきとめられてきた。どの回路が何をつかさどっているのかわかるのは、それが壊れたときに、奇妙なことが生じるからだ。運動をつかさどる回路を壊したら、コーヒーをつぐ動作が静止画像をつなげたようなぎこちない動きになるかもしれない。色をつかさどる回路を壊したら、まわりの世界がモノクロに見えるかもしれない。

でも、自閉症の脳は壊れているのではない。私の脳は壊れていない。私の回路は断ち切られていない。順調に発達しなかっただけだ。私の脳がいろいろと風変わりな点でかなり有名になったものだから、この何年かのあいだに自閉症研究者の方たちから、あれこれのスキャンを受けてみないかというお誘いをいただいた。たいていは喜んで応じる。こうした研究の結果、自分自身の脳について多くのことがわかった。

カリフォルニア大学サンディエゴ校医科大学院自閉症COE〔世界的研究拠点の意〕で受けたスキャンのおかげで、小脳が標準より二〇パーセントも小さいことがわかった[1]。小脳は運動協調性をつかさどっているから、この異常のせいで、たぶん私はバランス感覚がお粗末なのだろう。

二〇〇六年には、カーネギーメロン大学の脳画像研究センターで行なわれた研究に参加し、機能的MRIと、拡散テンソル画像法（DTI）というMRIの一種によるスキャンを受けた。機能的MRIが脳の活性化する領域を記録するのに対して、DTIは白質路〔白質部にある神経線維の束〕を通る水分子の動き——領域間の社内通信——を測定する。研究から次のような結果が得られた。

●機能的MRIでは、私が人の顔の図と、物と建物の図を見たときに腹側《ふくそく》視覚野が活性化するようすを見た。物と建物の図に対しては、対照被験者〔比較対照のための被験者〕も私も同じような反応を示したが、顔の図に対しては、私の脳の活性化は対照被験者よりはるかに小さかった。

●DTIでは、脳のさまざまな領域をつなぐ白質錐体《すいたい》路を調べた。画像によると、私は接続過剰だった。下前頭後頭束と下縦束《かじゅうそく》——脳をくねくねと通る二つの白質錐体《すいたい》路——の接続がふつうの人よりずっと多いのだ。結果を見て、私が昔から言ってきたことを裏づけているのに、すぐに気づいた——「私の脳には視覚野につながるインターネットの基幹回線、直通の回線があるにちがいない。だから視覚記憶がいいのだ」。たとえのつもりだったが、この描

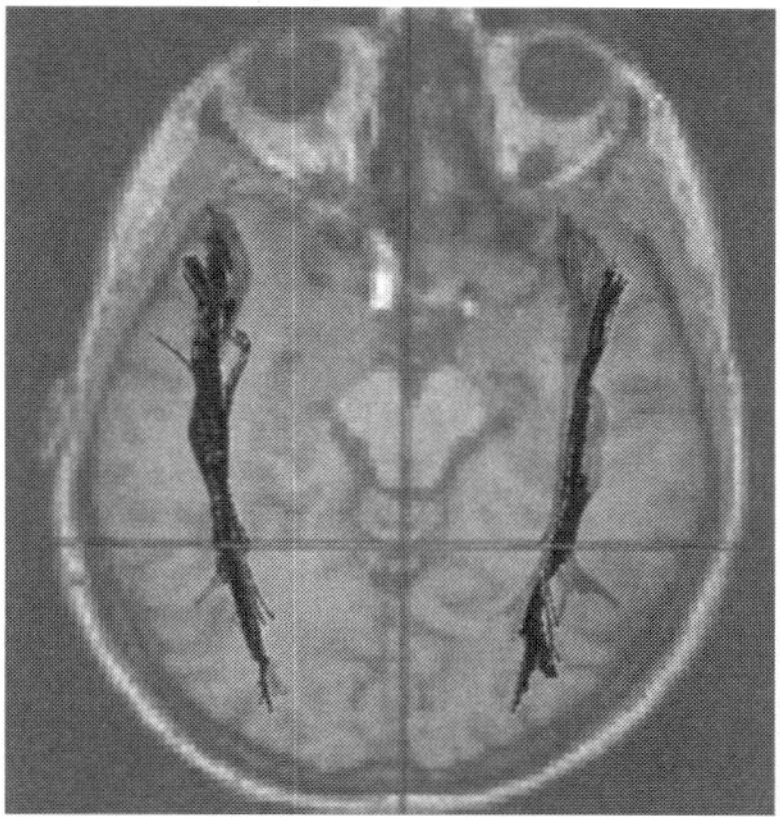

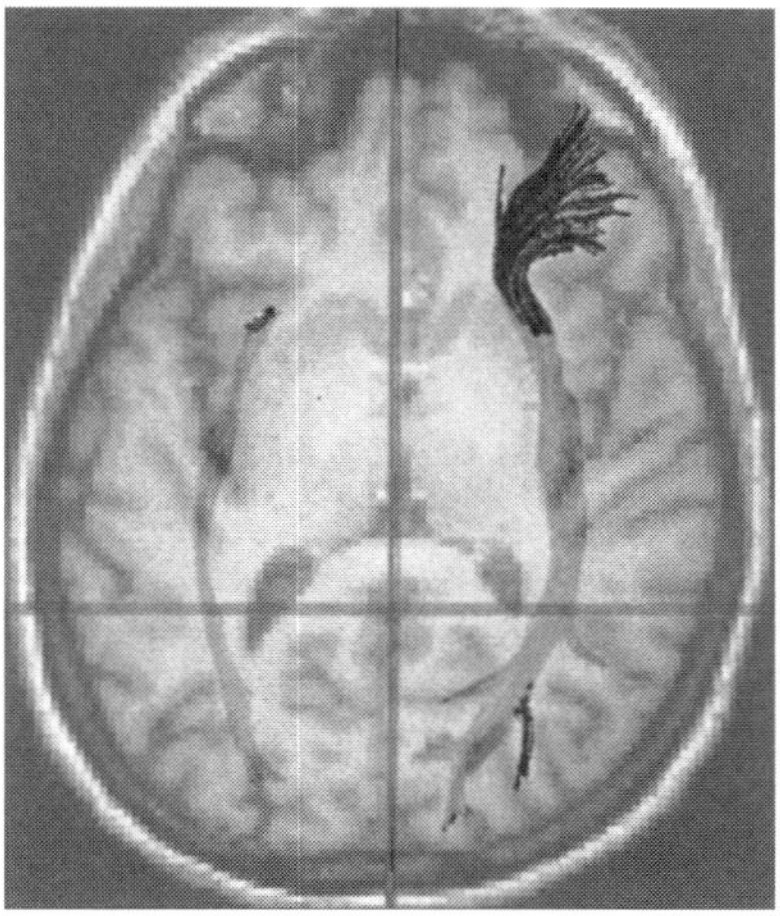

2006年に受けたスキャンに写った私の下縦束（上写真）と下前頭後頭束（下写真）（いずれも縦の黒い部分）。下縦束は標準的な脳よりはるかに太く、右の下前頭後頭束は大きく枝分かれしている。どちらも、白質路が後頭葉の一次視覚野にまで延びていて、おそらく、そのせいで私の視覚記憶はずば抜けているのだろう。

写は、私の頭の中で実際に起こっていることをずばりと言い当てている。この基幹回線について、ほかにも何かわからないかと壊れた脳の研究を探したところ、視覚記憶が混乱している四十七歳の女性に関する研究[2]を見つけた。女性の脳のＤＴＩ画像から、下縦束に部分的な切断があることがわかったのだ。研究者は、下縦束が視覚記憶に「大きくかかわっている」にちがいないという結論を出した。なんとまあ、この回路を壊したら、私はすっかり混乱してしまうんだと思った。

二〇一〇年には、ユタ大学でＭＲＩを数回にわたって受けた。そのとき、とくにうれしい発見があった。前に書いたように、一九八七年に初めてＭＲＩを受けたあとで、左右の側脳室の大きさが異なることを指摘したときには、脳にいくらかの非対称性があるのは想定内だと言われた。ユタ大学の研究では、私の左側脳室は右側脳室より五〇パーセント以上も長かった。このちがいは大きい。対照被験者では、左右の側脳室の相違は一五パーセントしかなかった。

私の左側脳室はとても長く、頭頂葉にまで伸びている。頭頂葉は作業記憶《ワーキングメモリ》にかかわっている。なるほど、頭頂葉が妨害されているから、私はいくつかの指令に迅速にしたがって作業をこなすのが苦手なのだ。頭頂葉は、また、数学的能力にもかかわっているらしい――だから私は代数で苦労するのだろう。

一九八七年の脳画像技術では、脳の解剖学的構造をきわめて正確に測定することはできなかった。けれども、当時の学者は、私の左側脳室の長さが七・〇九三センチで右側脳室が三・

八六八センチだと知ったら、さぞかし戸惑っただろう。

二つの側脳室の長さは、どうしてこんなにちがうのだろう。脳では発達の初期の段階で、ある領域に損傷を受けると、ほかの領域が補おうとするという仮説がある。私の場合、左脳の白質で損傷が発生し、左側脳室が長くなったのだろう。同時に、右脳の白質が左脳の機能の損失を補おうとして拡張し、この拡張のせいで右側脳室が押しつぶされたのではないか。

ユタ大学の研究では、ほかにも、次のような重要な発見があった。

- ●頭蓋内容積――頭蓋骨の容量――と脳の大きさが、どちらも、対照被験者より一五パーセントほど大きい。これもまた、何らかの発達異常から生じたと考えられる。損傷した部分を補うために、神経細胞《ニューロン》が速く成長したのかもしれない。
- ●大脳左半球の白質が対照被験者よりほぼ一五パーセント大きい。またもや、この異常が生じたのは、左脳で発達初期に異常があったためと、脳が新しい接続を生みだすことによって補おうとしたためと考えられる。このデータは、私の脳が接続過剰だという先のカーネギーメロン大学の発見を裏づけている。
- ●扁桃体がふつうの人より大きい。対照被験者三人の扁桃体の大きさは平均で一四九八立方ミリメートルだったが、私の扁桃体は左が一七一九立方ミリメートル。右はもっと大きくて一八二九立方ミリメートルで、標準よりおよそ二二パーセント大きい。扁桃体は恐怖などの情動を処理するときに重要な役割を果たす。扁桃体がこんなに大きいから、私は生まれてからずっと不安にさいなまれているのだろう。一九七〇年代の大半で私に襲いかかってきたパニックは、新たな視点で考えてみると、つじつまが合う。私には何もかもが怖い、私の恐怖心自体も怖いのだと扁桃体が語っていたのだ。

一九八〇年代の初めに抗うつ薬を飲みはじめてから、不安をコントロールできるようになった。それはたぶん、心臓をどきどきさせる交感神経系の反応が遮断されるからだろう。でも、警戒心は残っていて、心の奥にしみついている。恐怖システムは危険がないかつねに警戒している。私は、近所の学生が夜中に隣の

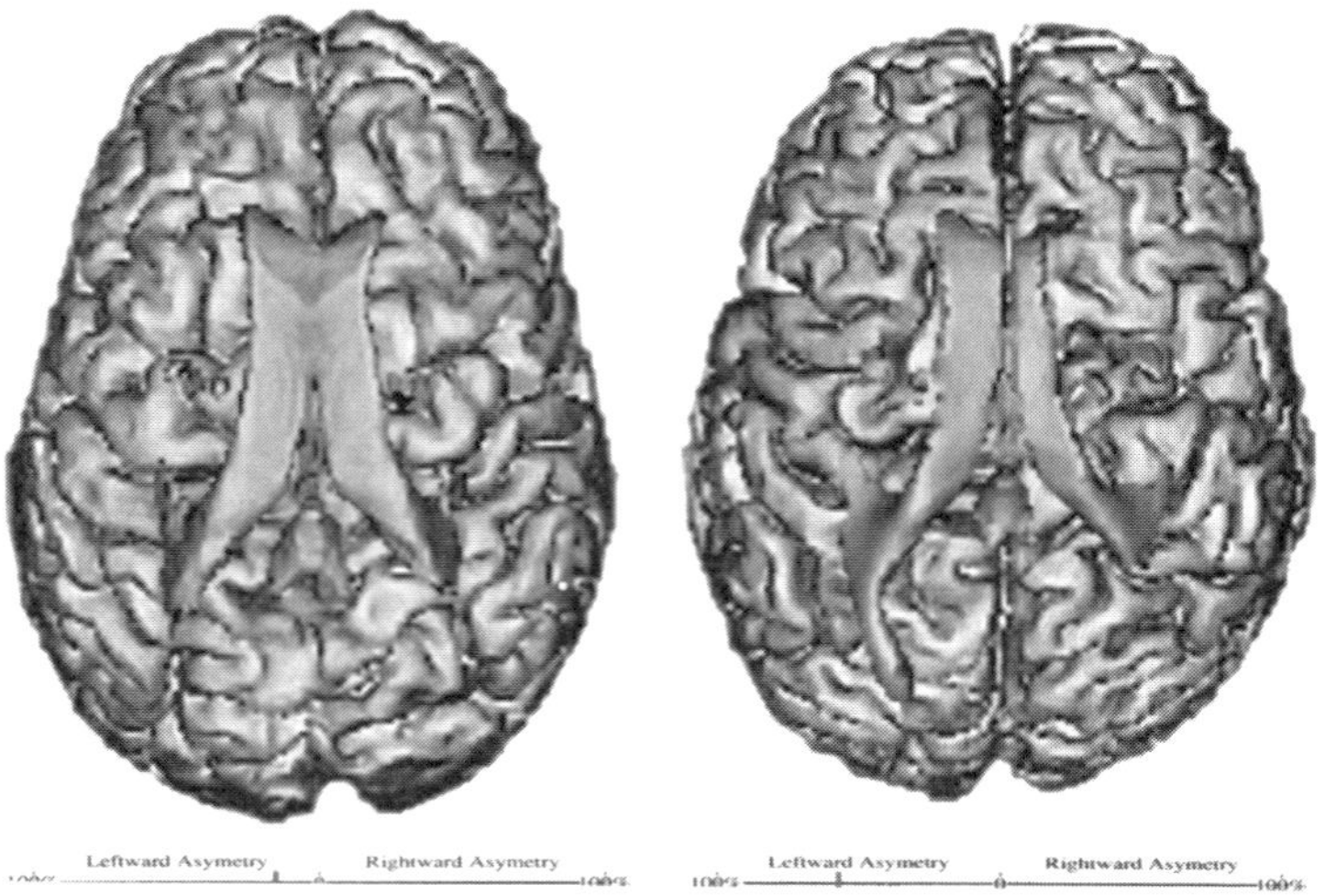

2010年にユタ大学で受けた脳スキャンの画像。私の左側脳室は右側脳室よりはるかに長く、短期記憶をつかさどる頭頂葉まで延びている。おそらく、そのせいで、いくつかの情報を迅速に思い出す能力が低いのだろう。
ⓒJason Cooperrider

駐車場でおしゃべりしていたら、眠れない。たとえ、学生たちが小声で話していても、リラックス効果のある癒し系のニューエイジ・ミュージックをかけて声を遮断する（ボーカルのない曲にかぎる）。音の大きさは恐怖の要素とまったく関係ない。危険になりそうなものを連想させるのが怖いのだ。人間の声は危険になるかもしれないものを連想させる。ニューエイジ・ミュージックは危険になりそうなものを連想させない。その点では、飛行機の音も同様で、だから、私は苦にならない。たとえ空港のそばのホテルに泊まっているときでも平気だ。飛行機がホテルに不時着することもありうるが、私は目を覚まさないだろう。

●左右の嗅内野《きゅうないや》が対照被験者よりかなり厚く、左は一二パーセント、右は二三パーセントも厚い。カリフォルニア大学ロサンゼルス校デヴィッド・ゲッフェン医科大学院のイッハク・フリード神経外科教授によると「嗅内野は脳の記憶装置本体に通じる黄金の門だ。私たちが最後には記憶に結びつける視覚・知覚体験はどれも、その門を通って海馬へ入る。脳の細胞は、私たちがあとで意識して思い出せる記憶を形成するために、この拠点を通して信号を送らなければならない[3]」。たぶん、私は、脳の構造にこういう奇妙な特徴があるから、記憶力がずば抜けているのだろう。

当然ながら、この結果はすばらしいと思った。私を私たらしめている奇妙なことが脳で起こっていて、その奇妙な点のいくつかを浮き彫りにしているからだ。だが、ほんとうにすばらしいと思ったのは、この結果が自閉症のほかの人を調べた研究結果と一致していることだ。

●自閉症の人は、顔より物に関心があるのだろうか。「こうした研究結果は、自閉症をもつ人に特徴的だ」と二〇〇六年にカーネギーメロン大学でMRIの研究を行なった研究者が書いている。「自閉症をもつ人の脳スキャンでは、顔に対して皮質の活性化がきわめて少ない例が、たびたび見られる」

●大きい扁桃体も、自閉症をもつ人によく見られる。扁桃体は情動にかかわる機能をたくさんそなえているので、自閉症の人は、自分が大きな、むき出しの神経になったような気がすることがある。

●ユタ大学で二〇一〇年の画像研究を主導した大学院生ジェーソン・クーパーライダーは「グランディン博士の頭は、どこを基準にしても大きく、自閉症の人の頭・脳のサイズ・発育が、平均より大きいことと一致する」と述べている。遺伝子のいくつもの誤作動が原因で、脳が大きくなることもある。誤作動は、初期に神経が盛んに成長した結果として生じる場合がある。成長率はやがて正常になるが、大きい頭はいつまでも大きい。最新の推定では、自閉症の人のおよそ二〇パーセントがふつうの人より頭が大きい[4]。大半は男性のようだが、そのわけはまったくわからない。

三つの難題

自閉症を対象にした何千とは言わないまでも、何百もの脳画像研究のおかげで、初めて、自閉症の行動と脳の機能のあいだの関係がはっきり浮かび上がってきた。これはものすごいことだ。ある総説論文がこの時代を要約して、「大量の研究から、自閉症とその兆候や症状の原因が神経学的なものであることが解明された[5]」と述べている。長年の仮説が、ようやく、証拠をともなう社会の総意になったのだ。自閉症の原因はほんとうに脳にある。

問題は、私の自閉症の脳にある特徴が、かならずしもほかの自閉症の人の脳に見られるわけではないこと。神経解剖学の先駆者マーガレット・ボーマンは、かつて私に「あなたの扁桃体が標準より大きいからといって、自閉症の人ならだれでも扁桃体が標準より大きいわけではない」と語った。自閉症の脳で似たところがいくつかわかってきたが、一般化しすぎてはいけない。それどころか、自閉症の脳の共通点を見つける上で、脳画像研究者は、次の三つの難題に直面している。

脳の構造の（健常者との）同質性。二〇一〇年のユタ大学の研究では、私の脳の構造上の衝撃的な異常がいくつかあきらかになった一方で、研究を主導したクーパーライダーによると、対照被験者と「比較した項目のおよそ九五パーセントで、相違はごくわずかだった」。自閉症の脳がこのように圧倒的に正常であることはよく見られ、決してめずらしくない。

「解剖学的には、子どもたちは正常です」とニューヨークのコロンビア大学医療センターで自閉症の研究をしているジョイ・ハーシュは、研究の対象者について述べた。「脳は、構造的には、見えるかぎりのどんな尺度でも正常です」[6]

ハーシュが研究した脳の構造、あるいは自閉症のたいていの脳は、どれも同じというわけではない。それぞれに異なっている。けれども、これは正常な脳についても言える。自閉症の脳に見られる相違は、大部分が脳の相違の正常な範囲に入るということだ。アメリカ疾病予防管理センターが自閉症の推定発症数を百十人に一人から八十八人に一人に引き上げた直後に、国立精神衛生研究所(NIMH)の所長トマス・インゼルは、二〇一二年に『USAトゥデイ』紙に次のように語っている。「言葉を話さず、自傷行為があり、何回も発作を起こした子どもでも、脳は正常に見える。これは、意外と思うだろうが、自閉症でもっとも不都合な真実だ」[7]

それでも、相違は、いくつか現れている。私の脳で見られ、自閉症の少なからぬ人に一貫して見られる脳の相違——大きい扁桃体、大きい頭、人の顔を見るときに皮質のかかわりがないこと——に加えて、次のような相違が広い範囲で見られる。

●人と目を合わせない。顔より物に関心があるのとは反対に、積極的に顔を避ける。『ジャーナル・オブ・オーティズム・アンド・ディベロップメンタル・ディスオーダーズ〔自閉症・発達障碍ジャーナル〕』誌に掲載された二〇一一年の機能的MRIを使った研究では、調査の対象にした高機能自閉症の人と正常に発達している人の脳は、視線を合わせるアイコンタクトに対して正反対の反応をするらしいことがわかった。[8] 右脳の側頭頭頂接合部が、ふつうの人の脳では相手の凝視に対して活性化したのに対して、自閉症の被験者では相手が視線をそらしたときに活性化したのだ。側頭頭頂接合部は、相手の心の状態を察するなどの対人関係の課題にかかわると考えられている。さらに、左脳の背外側《はいがいそく》前頭前野で正反対のパターンが見つかった。ふつうの人ではそらした視線に対して活性化が見られ、自閉症の人では相手の凝視に対して活性化が見られたのだ。つまり、自閉症の人はアイコンタクトに反応しないのではなく、ふつうの人と反対の反応をするということになる。

「凝視に対する背外側前頭前野の刺激感応性は、自閉症をもつ被験者では、凝視が特有の神経反応を引き起こすことを示している」と研究報告は述べている。とは言え、問題は、「この反応が、そらした視線を見たときにふつうの被験者が引き起こす反応と似ていることだろう」。自閉症の人は、相手が目を合わせようとしないときにふつうの人が感じるものを、相手が目を合わせたときに感じるのだ。逆もしかりで、相手と目を合わせたときにふつうの人が感じるものを、相手が目を合わせないときに感じる。まわりの空気を読もうとしても、ふつうの人が出す好意の合図を嫌悪の合図と解釈するかもしれない。まったく逆になってしまうのだ。

●接続過剰と接続不足。二〇〇四年に『ブレイン』誌に自閉症の接続不足説を紹介する論文[9]が掲載され、大きな反響を呼んだ。接続不足説とは、自閉症では皮質の領域間の接続不足がよく見られるという説だ。脳全体で見ると、中枢的な部分が各部からのメッセージを統合できないということになる。それ以来、多数の研究で同じ説が唱えられ、皮質の領域間の接続不足と、社会的認識や言語、実行機能にかかわるさまざまな課題での障碍との関係が見つかっている。

この長距離の接続不足とは対照的に、ほかの研究では、局所的な接続過剰が見つかっている。おそらく、この発達過多は、すでに説明したように、脳の一部がほかの部分の欠陥を補おうとして、生じているのだろう。結果は好ましいこともある。すでに述べたように、私は視覚記憶をつかさどる領域で接続過剰が見られる。ありがたいことに、私は視覚を操作できる。コンサルタントの仕事をするときには、家畜用の装置がどんなふうに作動するのか、頭の中で映像にして見て、見終わったら映像を止めることができる。ところが、自閉症の人の中には、「止める」というスイッチがきかない人もいる。そういう人にとって接続過剰は情報の一斉射撃となり、情報の多くが混乱する。

接続不足説は自閉症のすべての脳にあてはまるわけではない。ある問題の解決策を初めて説明しようとするときに陥りやすいミスだが、接続不足説は状況を単純化しすぎている。アムステルダム大学が二〇一二年に行なった研究の論文には次のように記されている。「自閉症スペクトラム障碍に見られる異常な機能的接続のパターンには、現行の理論モデルにあてはまらないものもある。全体としては、接続にさまざまな形態が観察されているという実証的事実が、自閉症スペクトラム障碍をもつ人に見られる異常な接続パターンの複雑性を示している」。理論に「磨きをかける必要がある」[10]と論文は結んでいる。

原因の非同質性。ある自閉症の人の行動と脳の異常が対応することがわかったと思われるときでも、同じ行動をするほかの人の脳にも同じ異常があるとは断言できない。『ジャーナル・オブ・ニューロディベロップメンタル・ディスオーダーズ（神経発達障碍ジャーナル）』誌に二〇〇九年に掲載された自閉症研究論文[11]の表題の一部「同じ行動、ちがう脳」は、こうした状況を簡潔に言い表している。つまり、自閉症の人が極端に不安になる傾向があるからといって、その人の扁桃体が大きいとはかぎらない。

行動の非同質性。逆に、ある脳で見つかった異常が、べつの脳にも同じ行動をとらせるとは、断言できない。さらに言えば、どんな影響を与えるのかも、わからない。扁桃体が大きいからといって、自閉症だということにはならないのだ。

でも、脳と行動のつながりがあきらかになったら、どうなるだろう。かならずしも扁桃体の大きさでなくてもいい。ある神経解剖学的な発見や、そういった発見の組み合わせが、診断の信頼できる根拠になるとしたら、どうだろう。行動だけでなく生物学にももとづく診断は、脳の欠陥を予測し、治療の的をしぼる上で大きな効果があるだろう。医者や研究者は次のようなことができる。

●乳児期から早期介入を取り入れる。この時期には、脳はまだかなり影響を受けやすく、再接続が可能だ。

●標的にする脳の領域をもっと局所にしぼる。手助けが可能と考えられる脳の部位のリハビリを行ない、回復不能な部位で時間を無駄にしない。
●新しい療法を試し、現存する療法を綿密にチェックする。
●患者のそれぞれのケースに合わせて予後の計画を立てる。

このような診断は、実際に自分のどこがふつうでないのかわかり、当事者にとって心理的にも多大な恩恵があるだろう。私としては、不安のレベルが高いのは扁桃体が大きいことと関係しているのかもしれないと知ったのは、じつにありがたかった。それがわかっているのは、私にとって重要だ。不安をつねに視野に入れておくことができる。問題は外にあるのではない、と自分に言い聞かせることができる。問題はここ——私の脳の配線——にあるのだ。不安は薬でいくらか抑えられるが、取り除くことはできない。だから、不安をかかえて生きていかなければならない以上、少なくとも、危険がほんものでないとわかれば、安心して生活できる。ほんものなのは危険な感じだ——これは大きなちがいだ。

バイオマーカーを見つける

自閉症を神経学的な視点から研究する上でさまたげになるもの——脳の構造の同質性、行動と原因の非同質性——を考えると、自閉症の生物学的指標《バイオマーカー》を見つけるなんて、非現実的ではないかという疑問がわくかもしれない。それでも、最近、実現に向かって長足の進歩があり、今では、研究者の中には、「マーカーが見つかったら」ではなく、「いつ見つかるか」と話す人も少なくない。

「自閉症を見つけるリトマス試験紙はまだありません。でも、その土台はあります」と神経科学者ジョイ・ハーシュは語る。

ハーシュは、ニューヨーク市のコロンビア大学医療センターの機能的MRI研究センター所長として、リトマス試験紙探しの基盤を築こうとしてきた。二〇〇八年から一〇年にかけてハーシュのチームが行なった研究では、七歳から二十二歳までの自閉症の被験者十五人と四歳から十七歳までの対照被験者十二人が、上側頭回《じょうそくとうかい》——発話の音を意味のある言語に処理する聴覚系の部位——の機能的MRIスキャンを受けた。[12] 実験の根拠についてハーシュは、「自閉症でもっともあきらかな障碍は、発話の障碍です。そこで、成長の初期段階で相違が見られはじめるという仮説を立てたのです」と述べている。その感触はあった。上側頭回の活性化を測定して、自閉症の被験者十五人のうち十四人を自閉症と判定することができた。じつに九二パーセントの検出率だ。

バイオマーカーを見つける方法は、もう一つある。自閉症の被験者と対照被験者を調査の対象にして、自閉症の行動と関連があると考えられる脳の一つの様相に焦点をしぼり、一方のグループの脳を他方の脳と区別できるアルゴリズムをつくれるかどうか調べるのだ。ユタ大学のジェフリー・S・アンダーソンは、これを簡潔に説明している。「標準的な人と自閉症の人の脳をたくさん使って、それぞれの見本をつくる。それから新しい被験者を連れてきて『さあ、どの見本とよく合うかな』と尋ねる」

大事なことは、この脳やあの脳が自閉症の人の脳なのか、それともふつうの人の脳なのかを判定することではない。バイオマーカーになりそうな脳の領域をつきとめる手がかりをいくつもまとめて見つけることだ。

二〇一一年にユタ大学のアンダーソンのチームが発表した大規模な研究では、脳の様相の中で、接続に注目した。[13] 自閉症の脳に局所の接続過剰と長距離の接続不足が見られる傾向をあきらかにする研究は、以前にもいくつか行なわれ、こうした研究では、脳の少数の個別の部位に的がしぼられた。アンダーソンのチームは、個別の部位の接続ではなく、灰白質全体の接続を調べた。機能的ＭＲＩの一種、機能的接続性ＭＲＩを使って、「興味深い領域」七千二百六十六か所間の接続性の測定値を入手したのだ。自閉症をもつ青年および成人男性四十人、正常に発達している同様の被験者四十人に接続テストを行ない、脳が自閉症の脳かふつうの脳かをテストで判定できるかどうか調べたところ、判定の的中率は全体で七九パーセント、二十歳以下の被験者では八九パーセントだった。

この的中率は、ほかの研究チームが出した結果と整合する。二〇一一年にルイビル大学で、自閉症の人とそうでない人それぞれ十七人を対象にしてＭＲＩの研究が行なわれた。[14] その結果、脳梁〔左右の大脳皮質をつなぎ、さまざまな情報をやりとりする太い束〕の中心部の長さから脳のタイプを判別できることがわかった。その的中率は、統計的に信頼できるレベルで言って、八二パーセントから九四パーセントだった。

もう一つ、二〇一一年にスタンフォード大学医科大学院とルシール・パッカード子ども病院の研究チームがＭＲＩを使って行なった研究がある。[15] この研究では、構造的ＭＲＩでよく行なわれているように脳の部位の個々の大きさを見るのではなく、灰白質のひだ——脳のしわ——のようすを見た。自閉症の子ども二十四人とふつうに発達している子ども二十四人（いずれも八歳から十八歳まで）を調べたところ、空想にふけるなど、脳が課題に取り組んでいなくて休止している状態のネットワーク接続で、グループのあいだに相違があった。脳が正常からもっとも大きく逸脱していた被験者は、コミュニケーションの障碍ももっとも深刻だった。とりわけ後帯状《こうたいじょう》皮質の容量の測定値では、自閉症の脳とそうでない脳の判別で九二パーセントの的中率を達成した。

八〇パーセントから九〇パーセントの範囲の的中率は、自閉症のマーカーを見つけたと言えるほどの高さではないが、ほんの十年前だったら想像もできなかったような大進歩だ。アルゴリズム的アプローチに信頼性をもたせるには、じゅうぶんに高い。

今後の研究の目標の一つは、こうした技術をもっと小さい子どもに使うこと。ユタ大学のアンダーソンは、「十代になって自閉症の診断をしても、あまり役に立ちません。自閉症であることは、すでにわかっているのです」と言う。被験者が若いほど、より早く介入できる。介入が早いほど、自閉症の人の生き方によい効果を与えるだろう。

脳スキャンを受けることができる年齢は、画像法によって異なる。たとえば、機能的ＭＲＩでは、刺激に反応して脳を活性化させる必要があるので、子どもは刺激を理解できる年齢で、当然ながら、神経学的な能力（感覚や運動、思考など）をそなえていなければならない。構造的ＭＲＩはＤＴＩも含めて、脳の活性化を必要としないので、もっと幼い被験者でも使える。自閉症の行動の兆候をまだ示していない幼い子どもでも大丈夫だ。

ＤＴＩを使ったこのような研究が、二〇一二年にノースカロライナ大学チャペルヒル校の研究チームによって行なわれた。[16] 参加した乳児九十二人は、どの子も上の子が自閉症と診断されていることから、自閉症のリスクが高いと考えられた。研究では、生後六か月で脳スキャンを行ない、生後二十四か月で行動評価の追跡調査をした（たいていの場合さらに脳スキャンも行なう）。その時点で、九十二人中二十八人が自閉症スペクトラム障碍の行動の基準にあてはまり、六十四人はあてはまらなかった。それでは、生後六か月の時点で、二つのグループの白質神経線維束（白質路）に相違はあったのだろうか。イエス。検査した線維束十五のうち、十二で相違が見られた。のちに自閉症の兆候が現れた子どもは、生後六か月の時点で異方性度（白質路を通る水分子の動きの測定値）が、ほかの子どもより高かったのだ。通常は、これは好ましいことだろう。異方性度が高いのは、回路が丈夫な証拠だ。ところが、生後二十四か月になると低下していた。回路が虚弱という証拠だ。同じ回路が、生後六か月では、ふつうに発達している子どもより丈夫だったのはなぜだろう。その前は、もっと丈夫だったのだろうか。答えはまだ見つかっていないが、新しい目標ができた。三か月児を対象とする調査だ。

HDFTの高解像技術

今後の研究のもう一つの課題は、脳をさらに細かく観察することだ。ありがたいことに、未来はすでに来ている。私は見たのだから。

それどころか、未来の中に入ったこともある——高解像神経線維解析装置《ファイバートラッキング》（ＨＤＦＴ）と呼ばれるまったく新しいタイプのＤＴＩ装置だ。開発したのはピッツバーグ大学の学習研究開発センター。研究主幹ウォルター・シュナイダーの話によると、開発は外傷性脳損傷を調べるために国防総省から依頼された。「役人が来て、整形外科的損傷でレントゲンがするようなことを、脳損傷でしてくれるものがほしいって言ったんだ」[17]

研究チームが二〇一二年三月に神経学専門誌『ジャーナル・オブ・ニューロロジー（神経学ジャーナル）』のウェブサイト版に論文[18]を掲載すると、この技術はメディアの注目をかなり集めた。論文では、オフロードカーの事故で脳に重傷を受けた三十二歳の男性の症例が報告された（男性はヘルメットをかぶっていなかった）。ＨＤＦＴのスキャンで神経線維喪失の存在と場所が正確にわかり、研究チームは永続的な運動障碍——左手の重度の衰弱——を的確に予測したのだ。「ほかの標準的な画像法では予測できなかった」と論文に書かれている。

「人間の体に二百六個の骨があるのと同じように、脳には主要なケーブルがある」とシュナイダーは言う。「『骨折の図を描いてみて』ってその辺の人に言ったら、たいていの人はいくらかまともな図を描けるだろう。だけど、『それじゃ、壊れた脳ってどんなふうに見えるのかな』って言っても、たいていの人は、この分野の研究者も含めて、くわしく説明できない」

この分野の研究者も含めてって、ほんとうなのだろうか。

「骨の画像がぼやけていたら、明確な診断はくだせない」とシュナイダーは言う。「私たちはＤＴＩを使って、明確な診断をくだせるようにした」

ＨＤＦＴを使った研究は、これまでは、外傷性脳損傷に的がしぼられてきたが、シュナイダーの長期計画は、脳の情報の高速道路地図をつくること。私は昔から、脳の回路を高速道路にたとえてきた。それは、決して私だけでない。ＨＤＦＴの高解像技術は、高速道路のたとえがいかに適切かをあきらかにしている。

通常のＤＴＩでは、脳の高速道路や出入口、交差点が平面の地図に描かれているように示される。この手の地図は、神経線維がどこからどこまで延びているのか知りたいときに役に立つ。州間高速道路九四号線と郡道四五号線がどこで接近しているのか、わかる。交差していることもわかる。ところが、どんなふうに交差しているのかは、わからない。交差点みたいに交わっているのだろうか。それとも、高架交差路《オーバーパス》みたいに道路がもう一つの道路の上を通っているのだろうか。古い技術では、この疑問に答えられない。だが、ＨＤＦＴなら答えられる。

そして神経線維をたどって、長く延びた一本一本を映し出す。

しかも、これまでのどんな技術よりも遠くまでたどる——はるばると道路の突き当たりまで。損傷を受けた回路がまだ通じているのか、それとも、伝達をやめてしまったのかさえ、わかる（生物学者としては、胸がおどる。すごいことだ）。

　HDFTを過大評価するつもりはない。たしかにすばらしいが、脳の謎をすべて解決してくれるわけではない。シュナイダーは、次のように述べている。「脳科学で私の好きな言葉は『脳が何かをする方法が五つあると考えられるなら、脳は実際には十の方法でしている』というものだ。五つは私たちがすでに考えついたことで、あとの五つは、まだ考えついていないこと」。それでも、HDFTは、この先、脳損傷の診断に大きな影響を与えるだろう。

　第一に、診断はもっと正確に

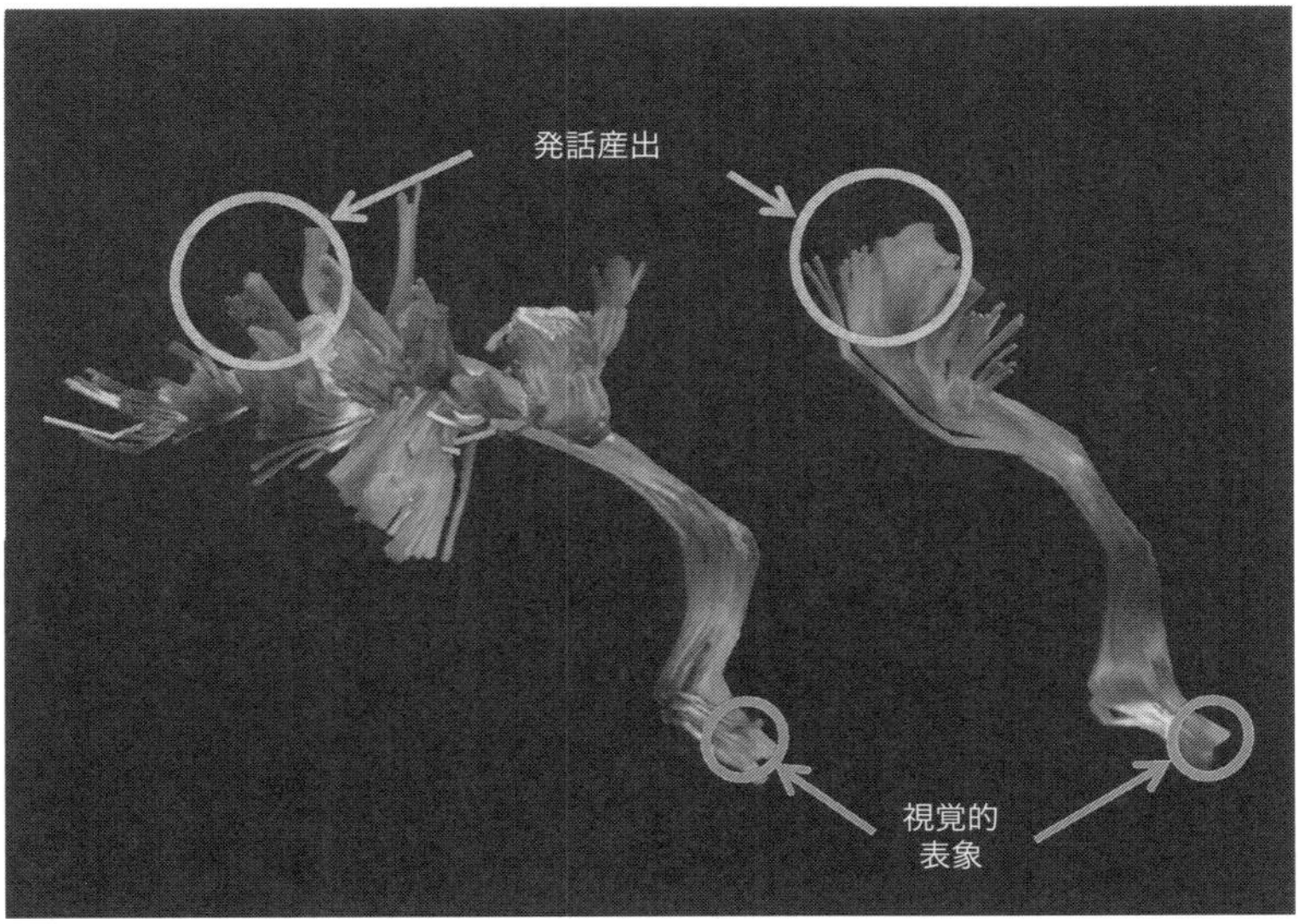

HDFTで撮影した私の脳（左）。神経線維がこれまでになく詳細に映し出され、発話産出と視覚的表象にかかわる領域は対照被験者（右）とくらべて大きく乱れている。
©Walter Schneider

なる。現在の最新鋭のＤＴＩスキャンは五十一方向からデータを集める。ＨＤＦＴは二百五十七方向。その結果、脳のどこが損傷を受けているのかだけでなく、損傷を受けた神経線維がどれか、いくつあるのかもわかる。

第二に、診断はもっと説得力をもつだろう。運動選手が突然死することがあるのは、どうしてだろう。だれでも原因と結果——過剰な練習と心臓にかかる負担——を結びつける。悲劇ははっきり見えるし、目の前にあるからだ。まちがいようがない。そして解剖が行なわれる。解剖すれば一目瞭然。高校のフットボール選手は心臓麻痺で死に、大学のバスケットボール選手は冠動脈瘤で死んだ。ところが、脳損傷はそんなふうに明確ではないし、目に見えるわけでもない。したがって、ことの重大さがすぐにはわからない。フットボールの選手が脳震盪《しんとう》を起こしたり、ボクサーが頭に激しいパンチを受けたりしたときには、損傷の影響は何年も何十年もたたなければ、あきらかにならないかもしれない。しかし、これからは、そんなことはない。ＨＤＦＴを使えば、頭に受けた強打が脳に何をしたか、目で見られる。これは、すごいことになる。医学の学位がなくても、脳震盪を起こした人と対照被験者の脳画像を見くらべて、「あ、こりゃいかん」と言えるのだ。

「脳の外傷では、こうしたケーブルの一本にある損傷箇所を見る」とシュナイダーは言う。自閉症の場合はちがう。「遺伝的要因によるものであれ、発生過程に起因するものであれ、そのほかのものであれ、成長の特異なパターンを見る」と言うのだ。

最先端技術が開く未来

私はシュナイダーの研究室に招かれ、テレビ番組の一環として脳スキャンを受けた。あとになって、シュナイダーは、私と対照被験者の脳を比較して、五〇パーセント以上の相違がある領域をさがそうとしていたのだと説明した。そうして得られた二つの発見は「驚くべきものだった」と言う。

一つは、私の視覚路が巨大なこと——対照被験者の四倍だ。

もう一つは、聴覚系の聞き取りの接続が弱いこと——対照被験者の一パーセント。この発見は、うなずける。私は自著『我、自閉症に生まれて』〔カニングハム久子訳、学習研究社、一九九四年〕で、子どものころの会話障碍について述べた。「それは吃音《きつおん》にも似ていた。どうしても言葉が出てこないのである」[19]〔同訳書〕

あとで、こうした発見の解釈をしてくれるよう、シュナイダーに頼んだ。脳については、まだよくわかっていないのだから、解釈は仮説の域を出ないだろう。科学とはそういうものだ。情報（私の脳スキャン画像）を集め、それを使って仮説を立て、証明できそうな予測を立てる。

シュナイダーの説明によると、子どもは生まれてから一歳になるまでのあいだに、乳幼児の発達の研究者が言語的喃語《なんご》と運動的喃語と呼ぶ二つの行動をする。言語的喃語とは、赤ちゃんが「あーあー」とか「ばぶばぶ」というような声を出して、どんな音がするのか自分で聞くというおなじみの行動だ。同様に、運動的喃語は、手を振ってその動きを見つめるといった行動だ。赤ちゃんがまわりの世界とかかわる方法を理解しているこの時期に、脳は実際に接続を行なって、かかわりを可能にしている。赤ちゃんが言語的喃語をしているときに、神経線維は成長して、「自分に聞こえているもの」と「自分が言っていること」をつかさどる部位を接続する。運動的喃語をしているときには、「自分が見ているもの」と「自分がしていること」をつかさどる部位を接続する。

子どもは、一歳から二歳までのあいだに一語文を話せる段階に達する。この時点で頭の中で何が起きているのかというと、神経線維が言語的喃語と運動的喃語の時期につくられた二つの線維系を接続している。脳は、「見ているもの」を「言っていること」と結びつけていて、それからようやく「ママ」「パパ」「ボール」などの一語文が口から出てくる。

私の場合、シュナイダーの仮説によると、一語文期に発達上の問題があり、神経線維が「見ているもの」と「言っていること」の接続を形成しなかった。それで、聴覚神経路が対照被験者の神経路の大きさの一パーセントにしかならなかったのだ。これを補うために、新しい線維が急速に成長して、あちこちに行こうとした。線維が集まったのは、本来の言語を生みだす領域ではなく、おもに視覚野だった。それで、視覚神経路が対照者の四倍もの大きさになったのだろう。

このような経過をたどると、喃語期は正常かもしれないが、一歳から二歳までの時期に言語の発達が大幅に遅れるだろうとシュナイダーは語る。

これは、自閉症と診断された子どもの親がよく報告する発達のパターンと一致する。

「その通り」とシュナイダーは言った。

それでも、この経過は、まだ仮説にすぎないとシュナイダーは強調する。脳が発達するようすを実際に反映するデータや脳画像がさらに必要になるだろう。「脳が発達する過程を測定する技術はまだない。現在たずさわっているプロジェクトでは、発達の順序をつきとめようとしている」とシュナイダーは言う。

シュナイダーは、自閉症の脳が発達する過程をつきとめるのに、HDFT技術を使おうとは考えていなかった。だが、全国ネットのニュースショー「60ミニッツ」で記者レスリー・スタールにある質問をされて気持ちが変わった。必死になっている親たちが現実離れした希望をいだいたりしないように、シュナイダーは「自閉症の脳を診断するHDFTは、しばらくは地方の病院では利用できないでしょう。大病院でさえ、この技術が使えるようになるのは、少なくとも五年から十年先になると思います」と述べた。ところが、スタールはシュナイダーの発言を聞いて、次のような質問をしたのだ。

「それでは、現在四歳の子どもは、脳損傷の生物学的な診断がくだされるころには十四歳になっているんですね。ということは、そのあいだ、子どもは十年あるいはそれ以上も成果のあがらない療法を受けることになり、母親は子どもとコミュニケーションをはかったり、教育を受けさせたりすることができなくて、曖昧な診断にともなう精神的な負担を負うのですね。生物学的な診断をもっと早く実現させて、五年で使えるようにするには、どうすればいいのでしょうか」

「だからこそ、私は自閉症の研究をしているんです」とシュナイダーは答えた。

科学は、しばしば新しい技術の発展のおかげで進歩する。ガリレオと望遠鏡《テレスコープ》を考えてみよう。ガリレオは、「遠くを見る筒」を夜空に向けた最初の人間の一人だった。そこで発見したものは、人類の宇宙観を永遠に変えた。月の山、木星の周囲をまわる衛星、金星の満ち欠け、裸眼では見えないもっと、もっとたくさんの星。脳画像でも同じことが言える。ハーシュの造語を借りるなら、脳画像を「脳視鏡《マインドスコープ》」と考えてもいい。私たちはこの道具を使って、脳の宇宙を探検し、自閉症の脳にまつわる疑問の初歩的な答えを集めはじめたばかりだ。自閉症の脳は、ふつうの脳とどんなふうに形がちがい、どんなふうにちがった働き方をするのか。

今では、脳の部位と、現在の自閉症の診断の基準になっている行動とのあいだに、多くの生物学的な関連があることがわかっている。けれども、生物学的な状態の背後にある原因はまだわかっていない——第三の疑問だ。どうして、そんなふうになったのか。

この疑問の答えを見つけるために、3章では遺伝学に目を向けよう。

脳画像は完璧ではない

脳画像について、何がいちばん得意なのかを理解して正しく評価するために、できることと、できないことを見てみよう。

●機能的MRIは、人間が何らかの体験をしているときの脳の活動をとらえることができるが、ありとあらゆる体験で使えるわけではない。必然的に、観察できるのは、人が長時間横になって頭をじっとしているあいだに起こりうる脳の反応だけ。

●脳画像撮影では、頭を動かさずに静止していなければならない。撮影中の頭の動きを考慮したとたんに、それまでの研究が無駄になったことがある。この数年、子どもが成長するにつれ、脳の短距離接続が弱くなり、その一方で長距離接続が強くなることが、いくつかの研究で報告され、脳の成熟過程を理解する上できわめて大きな進歩と考えられた。しかし残念ながら、初期の研究者が追跡研究をして、頭の動きを考慮したところ、この発見は消滅してしまった。「ほんとうに、ほんとうに、ほんとうに頭に来るよ」と研究主任はぼやいた。「この五年間の研究で得た本命のはずの結果が、人為的ミスから出ていたんだ」[20]この発見を受けて、科学者がすべての脳スキャンについて考えなおすことはなかった。けれども、この発見は、頭の動きを考慮する必要があるという明確な警告になった。警告は、とりわけ自閉症など脳の発達障碍の研究にあてはまる。なぜか。被験者がまさに、じっとしているのがもっとも苦手な人たちだからだ。脳画像を使う研究では、データから頭の動きを取り除く方法を編み出す競争がくり広げられている。けれども、うまくいったとしても、被験者の一つのグループ（たとえば自閉症の人）の研究から一部のデータを取り除いたら、標準的な脳の被験者の研究と比較するさいにゆがみが生じないか、研究者は自問しなければならない。

被験者がじっとしていたとしても、脳画像が使いものにならないことはありうる。私も身におぼえがある。機能的MRIを使ったある研究で、飛行の疑似体験をした。まず、グランドキャニオンの上空を急降下する。次に、小麦畑の上をかすめて飛び、それから山頂を飛び越え、そして気分が悪くなった——スキャナーの中にいるとき、これはよくない。そのせいで、私は目を閉じてしまった。あれがどんなスキャンだったにせよ、完璧でなかったことはたしかだ。

●最高の脳画像とは言っても、現在の技術としてすぐれているにすぎない。ニューロンは一秒間に何百ものインパルスを発生させるが、インパルスの信号がじゅうぶんに活性化して検知されるのに数秒かかり、活性化は数十秒続く。時間的に正確かというと、そうではない。つまり時間解像度に限界がある。空間解像度の点でも、画像は実際には、ニューロン自体のレベルの活動をとらえていない。『サイエンス』誌に掲載されたある論文には、「機能的MRIを使ってニューロンをさぐるのは、冷戦時代の人工衛星を使って人間の動きをさぐるようなものだ。規模の大きい活動しか見えない」[21]と書かれていた。

●研究者自身にも問題がある。結果の解釈には、慎重を期さなければならない。たとえば、脳の一か所が活性化したとしても、それが調べている精神機能にとって本質的なことだと即断してはいけない。ある研究で、被験者が特定の運動をしているときに海馬が活性化したことがわかった。ところが、べつの研究では、海馬に損傷があっても、同じ運動をする能力に影響をおよぼさないことがわかった。海馬は、脳が反応を起こした部分の一部ではあったが、運動をするのに必要な部分ではなかったのだ。

●患者が異常な行動を見せて、脳に損傷が見つかっても、行動の原因がわかったと考えるわけにはいかない。昔、大学院で神経学の講義を受けているときに、特定の行動を脳の特定の損傷と結びつけるのはまちがいではないかと思った。そのとき、自分が旧式のテレビの裏側を開いてワイヤを切断するところを思い浮かべた。あるワイヤを切って画像が消えたなら、「画像の中枢」を見つけたと言えるのだろうか。いや、言えない。テレビの裏側にはワイヤがたくさんあって、切ったら画面が真っ暗になるワイヤはいくつもある。アンテナの接続を切断すれば、画像が消える。電源を切れば消えるし、コンセントからプラグを引き抜くだけでも消える。では、テレビのこういった部品のどれがほんとうに画像の中枢なのか。いいや、画像は、特定の一つの部品ではなく、いくつもの部品で成り立っているのだから、部品のすべてが相互に依存している。これこそまさに、最近、脳について到達しはじめている結論だ――たくさんの機能が、一つの特定の部位だけでなく、大規模なネットワークに依存しているのだ。

だから、機能的ＭＲＩを使えば、思想の傾向や、人が広告に示す反応、人が嘘をついているのかどうかがわかるという話を聞いても、信じてはいけない。科学はそこまで高度なレベルには、とても到達していない――到達することもないだろう。

3章 遺伝子との関係

二〇一二年九月六日、私は空港にいて、時間をつぶすときにいつもするように売店をぶらつき、雑誌をぱらぱらめくったり、新聞の一面を眺めたりしていた。そんなときに『ニューヨークタイムズ』紙の見出しが目に飛びこんできた。「DNAの道路地図発見」。私は新聞をひっつかんで、記事を読んだ。「ヒトゲノムには少なくとも四百万の遺伝子スイッチがあり、スイッチはかつては『ジャンク』として軽視されていたDNAの一部に存在し、細胞や器官や組織の振る舞いをコントロールする上で重要な役割を果たすことがあきらかになった[1]」

やっぱりそうだったんだ、と私は思った。ジャンクとして軽視されるDNAなんて、どう考えても腑に落ちなかった。ジャンクDNAについては、大学院で話を聞き、査読付き論文も科学誌の『サイエンス』や『ネイチャー』で読んでいた。ジャンクDNAという名称は、あだ名のように聞こえるかもしれないが、りっぱな科学用語だ。そう呼ばれるのは、タンパク質をコードするDNAの配列と異なり、配列が何の目的ももっていないと思われたからだ。

そんなふうに考えるのは、ばかばかしいと思っていた。二重螺旋《らせん》というと、いつもコンピュータープログラムを思い浮かべた。プログラムでは、不要なものがたくさんあるコードを書くことなど、けっしてない。「ジャンク」には何か目的があるはずだった。遺伝子の基本ソフトのような何かであるはずだ。コンピューターの中をのぞいて奇妙なファイルをたくさん見つけたら、何のためにあるんだろうと考えはしても、何の役にも立っていないという結論を出すことはない。そして、どうなるのか調べてみようかとプログラムの1と0の組み合わせを逆にしてみるなんてことは、絶対にしないほうがいい。ジャンクDNAも同じだ。やたらといじったら、遺伝子の「コンピュータープログラム」が作動しなくなる。

この大きな疑問をいだいていたのは、私だけでない。この数年、ジャンクDNAという考え方はあまり重視されなくなっていた。それどころか、遺伝学者たちは、非コードDNAとかダークマター〔暗黒物質〕といった用語を好んで使うようになってきた。どちらの用語も、この種のDNAは謎につつまれているのであって、役に立たないものではないことをほのめかしている。空港で記事を読んで、私の言っていたことが長年ののちにようやく、正しいと認められたような気がした。これは、いずれにしてもすばらしいことだが、私の目に飛びこんできたのは、そんなことではない。

遺伝子のスイッチ

『ニューヨークタイムズ』紙の記事は——ジャンクでないDNAという観点を強調する記事は、それからの数週間にいくつも書かれた——「DNA要素の百科事典」（Encode《エンコード》：Encyclopedia of DNA Elements）という連邦政府が主導する大規模なヒトゲノム解析プロジェクトの研究報告にもとづいていた。プロジェクトには、世界各地の三十二の研究機関から科学者四百四十人が参加し、最初の論文の三十本は、私が新聞で記事を読んだ一日前に『ネイチャー』誌や『ゲノムリサーチ〔ゲノム研究〕』誌、『ゲノムバイオロジー〔ゲノム生物学〕』誌に掲載されていた。ヒトゲノムの初期の解析は、ヒトゲノム計画とクレイグ・ヴェンターのセレラ・ジェノミクス社が行なって二〇〇一年に発表されたが、よくあるたとえでは、ある科学者が『ニューヨークタイムズ』紙に語ったように、「宇宙から地球の写真を撮るようなものだった」。一方、エンコードはグーグルマップのようなものだ。グーグルマップは「道路がどこを走っているのか」「一日のある時間帯の交通はどんな状態か」「おいしいレストランや病院や都市や川がどこにあるのか」教えてくれる。ヒトゲノム計画はゲノムの何たるかを教えてくれた。エンコードでは、ゲノムが何をしているのかわかってきた。

私が記事でほんとうにおもしろいと思ったのは、ゲノムがどんなふうに仕事をするのかという解説だった。その重要性がよくわかるように、まず、DNAがどんな形をしているのか理解しよう。二重螺旋の図は、だれでも見たことがあるだろう。A（アデニン）、C（シトシン）、G（グアニン）、T（チミン）という塩基の組み合わせが蔓《つた》のようにぐるぐると巻きながら延々と続いているように見える、あの形だ。組み立て玩具《おもちゃ》みたいなこのモデルが示しているのは、DNAの螺旋を伸ばした姿だ。一本のDNAはまっすぐに伸ばすと、およそ三メートルもの長さになる。けれども、実際には、伸ばされていない。きっちり巻かれた状態で、顕微鏡でしか見えないほど小さい細胞核の中におさまっている。『ニューヨークタイムズ』紙によると、エンコードの科学者たちは、DNAを自然の状態で眺めてみたら、「ダークマターDNAの小さな部分がしばしば、遺伝子〔DNAのうち、タンパク質をコードしている部分〕にきわめて接近していて、遺伝子をコントロールしていることがわかった」。

これは衝撃的な話だと私は思った。

それまでは、DNAは伸ばした形で考えられていた。けれども、固く巻いたぐるぐる巻きの形を思い浮かべてみると――空港で『ニューヨークタイムズ』紙を握りしめて立っているあいだ、画像で考える私の頭の中に浮かんだのは、まさにそんな姿だった――、DNAの非コード部分は、何万塩基も離れたところにある遺伝子のスイッチを入れることができそうだ。螺旋構造を伸ばしてしまったら、どこにも接触しない。ぐるぐる巻きなら、どこかと隣り合わせになる。

私は定期購読している『ネイチャー』誌の今週号を手にするのが待ちきれなかった。飛行機から降りると、まっしぐらに郵便局まで車を飛ばしたが、雑誌はまだ到着していなかった。その後何日か、ずっと郵便受けのそばで待ちかまえていたとまでは言わないが、雑誌が届くとすぐさま、むさぼるように読んだ。「遺伝子プロモーターの長距離相互作用の展望」という記事[2]はひときわ興味深く、要約の結びはとくにおもしろかった。「今回の研究結果は、遺伝子と調節因子〔遺伝子が実際に働いてタンパク質を合成する「発現」という現象を調節する遺伝子〕を立体的な構造でとらえ、機能的な関係をあきらかにしている」

ところが、雑誌を読み終えると、いちばん大切な教訓はエンコード関連の六つ論文のどれにも書かれていないことに気づいた。教訓は、実際には、記事が与える全体的な印象の中にあった。つまり、遺伝子について、まだ、いかにわかっていないかということだ。

脳画像と同様に、遺伝子の科学はまだ産声をあげたばかりだ。百年もたてば、今日の私たちの知識は、原始的に見えるだろう。ノートパソコンとＵＳＢメモリーを百年前の時代に送ったらどうなるか、考えてみよう。科学者たちは、画像がどうやってＵＳＢメモリーに保存されるのか、理解できるだろうか。気前よくノートパソコンを百台与えて、破壊検査ができるようにしよう。科学者たちはたぶんＵＳＢメモリーの中を調べて、集積回路を取り出すだろう。集積回路の構造を図示しようとするだろう。部品のすべてをまとめたものがintel《インテル》なのだろうと考える。どのパソコンにも「intel inside〔インテル入ってる〕」と書かれているのだから。けれども、ＵＳＢメモリーがどんなふうに作動しているのか、さっぱりわからないだろう。

脳とゲノムについての今日の知識は、これとたいして変わらない。

知識が不足しているというのは、科学者にとって、胸がわくわくする。新たに開拓する分野があるのだ。その分野が狭くなって専門化しないうちに、基本的な、大局的な研究をするチャンスではないか。疑問が疑問を呼ぶ。こんなに楽しいことはない。

とは言え、今日、自閉症の子どもをかかえている親には、知識の不足はことのほか苛立たしいだろう。

自閉症ゲノムプロジェクト

ありがたいことに、私たちは自閉症の遺伝子に関する膨大な知識の端緒を手にしている。自閉症で遺伝子が何らかの役割を果たしていることがわかったのでさえ、ほんの数十年前とくらべたら長足の進歩だ。今では信じられないかもしれないが、DNAと自閉症に何らかの関係があるのかどうかは、つい最近の一九七七年まで疑問の余地があった。この年、双子を使った自閉症の研究[3]が初めて行なわれ、その結果が発表された。調査対象の数は少なかったが、それでも結果は衝撃的だった。小児自閉症の一致率——双子の両方に自閉症がある——は、一卵性双生児で三六パーセント（十一組中四組）だったが、二卵性双生児十組ではゼロだったのだ。数字はどちらも低いように思えるかもしれないが、研究が行なわれたのは、DSMⅢに自閉症の診断基準が初めて正式に掲載される三年前だ。今日の診断基準——現在の自閉症の定義——だったら、同じ調査対象でも、一致率は一卵性双生児で八二パーセント（十一組中九組）、二卵性双生児で一〇パーセント（十組中一組）になるだろう。調査対象数を倍にして一九九五年に行なわれた追跡調査[4]でも、同様の結果が出た。一致率は一卵性で九二パーセント、二卵性で一〇パーセント。

一卵性双生児は同じDNAをもっているので、研究結果は、自閉症の原因が遺伝子であるという説を大きく裏づける。けれども、DNAの影響は絶対とは言えない。一卵性双生児の片方が自閉症をもっているなら、もう一方もそうなる可能性がきわめて高いということだ。だが、一〇〇パーセントではない。どうしてだろう。

一卵性双生児のごくわずかな相違についても、同じことが言える。双子の親はいつでも二人を見分けられるし、だれでも見分けられるほど相違がはっきりしている双子もいる。理由の一つは、遺伝子型――受精したときのDNA――は二人ともまったく同じでも、遺伝子が細胞の中で異なる作用をするかもしれないこと。もう一つの理由は、双子の片方あるいは双方のDNAで自然の変異が生じるため、誕生したときの遺伝子型はまったく同じではないかもしれないこと。この二つの遺伝学的相違から個人の表現型――それぞれの体型、知能、人格――に相違が生じる。

遺伝子が自閉症で一つの役割をになっていることがわかったのは、当然ながら、ほんの出発点にすぎない。次なる問いは、どの遺伝子あるいは遺伝子群が影響を与えているのか、だ。

二十一世紀に入ってまもないころでさえ、自閉症が個人のDNAの一つ、あるいは一握りの遺伝子の逸脱の結果として生じるのではないかという希望をいだいている研究者がいた。自閉症をダウン症候群のようなものと考えたのだろう。ダウン症候群は、二十一番染色体の余分のコピーが直接の原因になっていることが一九五九年にあきらかにされた——コピー数多型〔ＤＮＡの一部配列の重複回数＝コピー数における個体差。また、その数が通常と異なること〕が知的発達の遅れの原因として認められた最初の例だ。ダウン症候群の場合、因果関係は明白だ。特定の染色体が、特定の症候群を生じる。遺伝学では、自閉症に関連のある疾患で因果関係のある特定の遺伝子をつきとめることに、いくらか成功している。たとえば、レット症候群は神経疾患の一つで、発達の退行が見られ、自閉症と誤診されることがよくあるが、原因は、Ｘ染色体上のＭｅＣＰ２遺伝子という、特定のタンパク質の合成にかかわる遺伝子の異常だ。遺伝子疾患の結節硬化症は腫瘍を生じる原因となり、ほぼ半数の症例で自閉症スペクトラム障碍をともなうが、ＴＳＣ１遺伝子とＴＳＣ２遺伝子のうちの一つの変異が原因だ。脆弱Ｘ症候群は男児の精神遅滞の原因でもっとも多く、自閉症になることもあるが、原因は、Ｘ染色体上のＦＭＲ１遺伝子の変異だ。ところが、概して、自閉症の遺伝学はそんなに単純ではない。とても単純とは言えない。

　ヒトゲノム計画とセレラ・ジェノミクス社が二〇〇一年にヒトゲノムの解析を発表したあと、十九か国の数十の研究機関が一体となって、自閉症ゲノムプロジェクト（ＡＧＰ）[5]を立ちあげた。プロジェクトでは、千四百家族のデータベースを使い、ＤＮＡチップという新しい技術を取り入れた。この技術では、これまでの方法よりはるかに高いレベルで解析を行ない、数十万のＤＮＡ多型〔ＤＮＡの個体差〕を一つずつではなく、全部を一つのチップにのせて一度に見ることができる。この技術を使って、各被験者の全ゲノム——二十三組の染色体のすべて——だけでなく、初期の研究で重要になる可能性があると指摘されていた特定の領域も調べた。

プロジェクトの第一段階は二〇〇七年に終了し、[6]『ネイチャー・ジェネティクス〔ネイチャー遺伝学〕』誌に論文[7]が発表された。論文には、ゲノムのいくつかの特定の領域が自閉症の原因になっている可能性があることが確認されたと書かれている。今後の研究にとってさらに有望な材料として、ニューレキシンというタンパク質をコードする遺伝子の変異がある。ニューレキシンはニューロリギンというタンパク質と直接結びつき、二つの脳細胞間のシナプス接続をコントロールする。脳が成長しているときには、こうした相互作用は、ニューロンの配線を適切な目標に向かわせたり、脳にシグナル伝達経路を形成したりする上で、きわめて重要だ。シナプスでニューロリギンと相互作用するＳＨＡＮＫ３タンパク質の遺伝子変異が、自閉症スペクトラム障碍と精神遅滞の発生リスクの増加と関連していることは、以前の研究で示されていたが、プロジェクトの発見は、こうした研究結果の裏づけになった。

「多重因子」説

論文は、今後の研究の方向づけに一役買ったのに加えて、こうした変異を見つけるためにプロジェクトで使われた戦略の効果を立証した。コピー数多型を探したのだ。こうした多型は、染色体上で長さや位置が変わることがあり、遺伝子の機能を妨害する可能性がある。

コピー数多型はどこで発生するのか。たいていは遺伝だ。ある時点で遺伝子に異常が生じ、異常は代々受け継がれていく。けれども、遺伝ではないものもある。受精前の卵子か精子、あるいは受精してまもない卵子で自然に発生する。こうした多型は、ラテン語の「デノボ(最初の)」という言葉を使ってデノボ変異と呼ばれる。

コピー数多型の多くは良性だ。一人ひとりのゲノム――その人に固有のDNA――には何十ものデノボ変異があると推定されている。一人ひとりの個性を形づくっている要素でもある。こうしたデノボのコピー数多型が自閉症と関連していないだろうか。

この疑問の答えを求めて、二百六十八家族を調べる研究が二〇〇七年に行なわれ、その結果が『サイエンス』誌に発表された。[8] 研究者たちは、このような変異は「もともと認識されていた以上に、自閉症スペクトラム障碍のさらに重要な危険因子」となるという結論を出した。デノボのコピー数多型をもっていたのは、自閉症のきょうだいがいない自閉症の子どもで一〇パーセント(百十八人中十二人)だったが、自閉症の病歴のない子どもでは一パーセント(百九十六人中二人)しかいなかった。その後の五年間に、この論文「自閉症とデノボのコピー数多型の相関関係」は千二百回以上も引用されている。

自閉症の原因が一つ、あるいは少数の遺伝子変異に特定できるという望みは、ますます現実味がなくなっていった。自閉症ゲノムプロジェクトの第二段階では、アメリカとカナダで自閉症スペクトラム障碍と診断された小学生九百九十六人とその親、対照被験者千二百八十七人のDNAを調査した。プロジェクトの第二段階が終了した二〇一〇年には、自閉症スペクトラム障碍と関連している可能性のあるコピー数多型が数十ほどつきとめられていた。[9] 二〇一二年には、自閉症スペクトラム障碍と関連するとされたコピー数多型の数は数百にのぼる。

研究をさらにややこしくしたのは、コピー数多型の多くが、一人ひとりに固有ではないとしても、少なくともきわめて稀少であると思われることだ。二〇〇七年に『サイエンス』誌に掲載された論文によると、研究者たちは、デノボ変異を自閉症と結びつけようとしていたが、「つきとめられたゲノム変異が、調査対象で三例以上観察されたことは、一度もない。たいていは一例しかなかった」。二〇一〇年、自閉症ゲノムプロジェクトの第二段階の研究結果が発表されたのを受けて、カリフォルニア大学ロサンゼルス校の人類遺伝学および精神医学教授スタンリー・ネルソンは次のように述べている。「私たちは破壊された遺伝子を自閉症の子どもで対照群よりはるかに多く見つけた。しかし、ここで問題はややこしくなる——どの子も、さまざまな遺伝子でさまざまな異常を示した」。[10]二〇一二年九月に『サイエンス』誌に掲載された論文「自閉症スペクトラム障碍に現れる生物学的状態」[11]は、自閉症に関連する可能性のあるコピー数多型の発見で驚くべき進歩があったと報告している——だが、「症例の一パーセント以上を説明する単一の遺伝子座は一つもなかった」。

遺伝学者は、ときには、多対一の関係を口にする。原因となる可能性のある多くの変異に対する一つの結果だ。だが、具体的にはどの結果というのだろう。自閉症の診断か。自閉症の症状か。脳画像の場合と同様に、遺伝学から自閉症を理解する試みは、自閉症の非同質性のせいで複雑になっている。自閉症は多数の形質（形態や性質）となって表れ、形質は人によって異なる。

たしかに、自閉症の遺伝学で変異と診断の一対一の対応が見つかると期待していいのだろうか。いくつかの変異が、精神遅滞や癲癇、ＡＤＨＤ（注意欠陥多動性障碍）、統合失調症など一連の疾患の原因になりうることはわかってきている――一対多の関係だ。自閉症では、またしても、非同質性が問題になる。診断が特定の行動にもとづき、その行動はほかの疾患でも見られるからだ。どの形質が――それがあったとしての話だが――自閉症に特有なのかわかっていたら、原因の遺伝子探しははるかに簡単だっただろう。アーカンソー子ども病院研究所の神経遺伝学者G・ブラッドリー・シェーファーは「解決の鍵は、自閉症では、どの相違があまり重要でなく、どの相違が顕著かを見きわめることだ[12]」と言う。

それがわかるまでは、自閉症に関連する遺伝子をほかの方法で特定しなければならない。たとえば、自閉症ゲノムプロジェクトでは、変異のパターン、あるいは少なくともそのパターンの始まりを見つけだした。少なからぬ遺伝子が属していたのは、脳の細胞の増殖と信号伝達に影響を与えるカテゴリーだった――ニューレキシンとニューロリギンの連携、SHANK3の重要性をあきらかにした以前の発見をさらに裏づけるパターンだ。

三つの研究チームが、デノボ変異を発見する新しい研究方法を個別に編み出し、二〇一二年に『ネイチャー』誌に補足の発見を発表した。研究者たちの戦略はいずれも、親ときょうだいが自閉症の行動を示さない自閉症の人だけを対象にすることだった。デノボの一塩基多型（一文字の変異）を見つけるためにエクソーム――ゲノムでタンパク質をコードする部分（エクソンの総称）――を一文字ずつ解析した。あるデノボのコピー数多型が自閉症の少なくとも二人の被験者で見つかって、自閉症でない被験者のだれにも見つからなかったら、この変異が自閉症の寄与因子と考えられる。

三つの研究の一つで、神経遺伝学者マシュー・W・ステートがイェール大学医科大学院小児科学研究所で主導した研究では、自閉症の子どもと、自閉症でない親ときょうだいの二百人を対象にして、自閉症の子ども二人に見られ、自閉症でない被験者のだれにも見られなかったデノボ変異を一つ見つけた。[13] 同じころ、シアトルのワシントン大学でエヴァン・E・アイクラーが主導した研究では、二百九家族を対象にし、イェール大学の研究で一人の子どもがもってい たのと同じデノボ変異をもつ被験者が一人見つかった。[14] この変異もまた、自閉症でない被験者では見つかっていない。さらに、もう一つ、自閉症の二人の被験者から同じデノボのコピー数多型が見つかった。ハーバード大学でマーク・J・デイリーが主導した研究では、これらの三つのデノボ変異――一つはイェール独自のもの、一つはワシントン大独自のもの、もう一つは両方に共通のもの――をべつの被験者から探したところ、同じ三つのコピー数多型をもってい る自閉症の子どもが見つかり、このコピー数多型が自閉症と関連がある可能性が示された。[15]

もう一つ、この三組の研究からわかったことは、特筆に値する。コピー数多型は母親より父親の側で生じる可能性が四倍も高いというのだ。この発見は、数か月後に『ネイチャー』誌に発表された、父親の年齢とデノボ変異の相関関係を報告する論文で裏づけられた。[16] 私に言わせれば、この論文は、「当たり前でしょ」と言いたくなるくらい、わかりきったことを書いていた。精細胞はだいたい十五日おきに分裂する。だから、父親の年齢が高くなるほど、精子中の変異の数は多くなる。コピー機でコピーのコピーのコピーをとるようなものだ。変異の数が多くなるほど、自閉症の原因になるかもしれない変異が生じる危険性が高くなる。*

しかし、変異が自閉症と関連づけられたとしても（変異がほかの疾患とかかわっているかどうかにかかわらず）、たった一つの変異だけで自閉症に似た形質が生じるのか、あるいは、一つの形質の出現がいくつかの変異の組み合わせによるのかは、わからない。最近では、おもにアイクラーの研究所が生みだす発見のおかげで、この「多重因子」説が優勢になってきた。アイクラーは「脳の成長は、たぶん遺伝子量（ゲノム中における特定遺伝子の数。コピー数多型などにより変わる）の不均衡に対してとても敏感なのだろう」[17]と発見の説明をする。一つの損傷――遺伝学者は、健康を害する可能性のある変異をこう呼ぶ――で大騒動になるかもしれない。二つだったら、どうなるのだろう。

この結論はほかの研究機関によって裏づけられている。たとえば、二〇一二年に行なわれたＳＨＡＮＫ２遺伝子――ＳＨＡＮＫ３やニューレキシン、ニューロリギンのようなシナプスタンパク質をコードする遺伝子――の変異の分析[18]は、神経回路に関係する遺伝子の変異と自閉症の関連について、さらにたしかな裏づけが見つかってさえいれば、重要だっただろう。ところが、自閉症スペクトラム障碍と診断された八百五十一人と対照被験者千九十人について行なわれたこの研究では、ＳＨＡＮＫ２のデノボ変異をもつ三人の被験者の全員が、長いあいだ自閉症と結びつけられていた十五番染色体の一部にも遺伝性の変異があることがわかった。

「こうした患者の場合、ゲノムは、このよけいなデノボの発生に、多勢に無勢で対抗できないような状態だ」と研究主任のパスツール研究所のトマ・ブルジュロンは語る。「ニトロとグリセリンのようなものかもしれない。一つずつなら問題ない。でも、二つを混ぜるなら、慎重にしなければならない」[19]

私に言わせれば、「多重因子」説は、この二十数年間に出会った家族でたびたび見てきたことで裏づけられる。たいていの場合、自閉症の子どもの親の少なくとも一人は、行動に自閉症の軽い症状があった。自閉症が重い子では、両親ともに見られることがよくある。自閉症の危険性を高めるようなコピー数多型に両親が二人とも寄与しているなら、こうした家族の子どもたちが自閉症を発症する可能性は、当然ながら高くなる。

環境による影響

ここまでは、遺伝とデノボ変異——受精時やそれに近い時期に発生する——についてだけを見てきた。けれども、妊娠期間中や誕生後——環境要因が考慮される時期——に遺伝子に何が起こるかについても研究が行なわれている。自動車の排気ガスは自閉症の原因になるのだろうか。妊娠中の母親のダイエットは？　ワクチンは？

病気や症状の引き金になる環境要因に対して危険性の高い遺伝子をもっているなら、遺伝的感受性とか遺伝的素因があると言う。環境要因が遺伝子に変化を起こすような影響を与えたな

＊個人のレベルで見ると危険性の増加はごくわずかだ。人口全体のレベルで、発生率の変化が統計的に有意になるにすぎない。

ら、後天性変異や体細胞変異が起きたと言う。ところが、環境が自閉症に与える影響についての研究は、まだとても結論を出すどころでなく、遺伝的要因の研究よりはるかに物議をかもすことが多い。

「自閉症スペクトラム障碍が複数の要因から生じることや、この行動症状の原因を一つだけしかもっていない人を見つけるのがきわめて稀なことは、幅広く受け入れられている」と環境疫学者のイルヴァ・ヘルツ＝ピッチョットは二〇一一年に語った。「それでも、遺伝子についての研究では以前から、たいてい、遺伝子が環境要因への曝露に呼応して作用するかもしれない可能性が無視されてきた」[20]

ヘルツ＝ピッチョットは、カリフォルニア大学デイヴィス校の神経発達障碍医学調査（MIND）研究所の研究プロジェクト「子どもが遺伝子と環境から受ける自閉症のリスク（CHARGE）」で研究主任を務めた。「この先の数年間で環境要因がいくつも、数十も見つかることを期待しています。おそらくその一つひとつが自閉症の症例のほんの一部の原因でしょう。大半が、ほかの要因にさらされることや遺伝子と連動して作用する可能性が高いと思われます」[21]と語る。

このような大規模プロジェクトの背後にある組織づくりの原則は何だろう。ヘルツ＝ピッチョットによると、最初から共同研究のメンバーは、研究を三つの分野に分けることにしていた。[22] 栄養、大気汚染、殺虫剤だ。

プロジェクトの最初の研究[23]は、二〇一一年に『エピデミオロジー〔疫学〕』誌に掲載され、好ましくない遺伝子と、母親の妊娠前三か月間と妊娠後最初の一か月間のビタミン不足が重なると、自閉症の危険性がきわめて高くなることがわかったと報告して、注目を集めた。もう一つの研究[24]は、同じ年に『エンバイロンメンタル・ヘルス・パースペクティブズ〔環境と健康の展望〕』誌に発表され、高速道路から二ブロック以内に住んでいる母親から生まれた子どもは自閉症になる可能性が高く、その原因は自動車の排気ガスにさらされていることだと考えられると述べている。三番目の研究[25]は、二〇一二年に発表され、自閉症スペクトラム障碍あるいは発育に遅れのある子どもをもつ母親の二〇パーセント以上が肥満だった一方で、正常に発育している子どもの母親では肥満は一四パーセントだったと述べている。

プロジェクトの研究結果のいくつかは、とても決定的とは言えない——たとえば、二〇一二年のべつの論文[26]に次のような発見が述べられている。「ある種の農薬は自閉症の基本的な特徴を引き起こすかもしれないが、時期や量、この症状を起こす仕組みについては、ほとんどわかっていない」。それどころか結論は、本質的に、今後の研究を要望する嘆願だ。「動物の研究では、混合化合物に実験的にさらすだけでなく、遺伝子と環境の相互作用の研究が促進されている。同様に、きわめて高い濃度の汚染物質にさらされたヒトに関する疫学の研究では、どの農薬の種類がもっとも大きく懸念されるかをつきとめるために、また、農薬にさらされることによってリスクが高まる感受性の高い集団がいるのかどうかを判断するために、遺伝子と環境の関係に的をしぼった研究が望まれる」。今後の研究を求める要望は、科学論文ではめずらしくないが、この場合の要望の大きさは注目に値する。そういえば、『エンバイロンメンタル・ヘルス・パースペクティブズ』誌の二〇一二年七月号の論説[27]も似たような要望を表明している。殺虫剤についてだけでない。それどころか、有害になりそうなものなら何でもかんでも調査を呼びかけている。「自閉症や神経発達障碍の環境的な原因で、取り除ける可能性のあるものの発見を促進する系統的な戦略の形成」。

「非現実的な期待をしているんだと思います。遺伝学畑の人間は、自閉症の原因の発見が実現するものと本気で考えていました」とヘルツ＝ピッチョットは言う。「ごくごく稀少な変異を探す」のではなく、環境要因をありふれた遺伝的バリアント（変異が一般に悪い結果をもたらす遺伝子の変化をいうのに対し、バリアントはより広く、よくも悪くも中立的にもなる変化の総称）と結びつけようとするほうが有望かもしれないと言うのだ。

薬による影響

私自身は、この数十年間に処方薬の服用が増加したことが、自閉症の発症が増加した原因になっているのだろうか、としばしば考えてきた。二〇一一年六月、食品医薬品局（ＦＤＡ）は安全性に関する警告を出し、抗癲癇薬であるだけでなく気分安定薬でもあるバルプロエートの服用が認知的発達に影響を与える可能性があることを妊婦に知らせて、注意をうながした[28]。同じ年の後半に発表された二つの研究[29]は、妊娠中にバルプロエートを服用していた母親の子どもは、自閉症などの自閉症スペクトラム障碍だけでなく、ＩＱ値が低かったり、認知障碍をもっていたりするリスクが高いことをあきらかにした。サイモンズ財団自閉症研究イニシアティブのウエブサイトは「胎内でバルプロエートにさらされた赤ちゃんの六パーセントから九パーセントが自閉症を発症すると推測され、このリスクは人口全体の数倍高い」[30]と報じている。

抗うつ薬の服用と自閉症の関係を重点的に調べた最初の研究[31]は、カリフォルニア北部で医療保険大手のカイザー・パーマネント社のメディカル・ケア・プログラムで行なわれ、その結果が二〇一一年にようやく発表された。研究では、自閉症スペクトラム障碍をもつ子ども二百九十八人とその母親、対照被験者の子ども千五百人以上とその母親の二つのグループを比較し、妊娠中あるいは妊娠直前に抗うつ薬を服用した母親のあいだでわずかにリスクが高くなるという証拠が見つかった。なるほど、と私は思った。でも、抗うつ薬が必要な母親は、コピー数多型のリスクがすでに高いのかもしれない。つまり、自閉症の引き金は、抗うつ薬ではなく、うつに関係するものだったのかもしれない。けれども、研究ではこの可能性を考慮して、うつになっても抗うつ薬を服用しなかった母親も調査したところ、リスクレベルは増加しなかった。

とは言え、リスクレベルは相対的だ。抗うつ薬は「大きな危険因子とは考えられない」と研究は結論を出している。しかし、小さい危険因子である可能性はないのだろうか。研究では、出産前の一年間に抗うつ薬を服用していた母親は、自閉症スペクトラム障碍の子どもが生まれるリスクが二・一パーセント高く、服用時期では、妊娠第一期が増加率の最大二・三パーセントを示した。

だが、困ったことがある。〈プロザック〉はすばらしい薬だと思う。〈プロザック〉や〈レクサプロ〉などの選択的セロトニン再取り込み阻害薬を飲んでいなかったら、どうしようもなくなっていたと思われる友人もいる。こうした薬で救われている人もいるのだ。私自身も薬がなかったら、きちんとした生活ができなかっただろう。こうした薬は、ただ生きているだけの人生を、生きる価値のある人生にしてくれる。現在妊娠しているとか妊娠を考えていて、抗うつ薬を服用している女性は、医者に相談して、リスクと恩恵を秤にかけたほうがよい。

どんな場合でも、環境要因と遺伝子の因果関係を探すときには、慎重にしなければならない。科学者ならだれでも知っているように、相関は因果関係を意味するわけでない。相関――二つの出来事が同時に発生する――が観察されても、偶然にすぎないのかもしれない。因果関係対偶然の議論は論理的に複雑だ。その例として、かの悪名高きワクチン論争を見てみよう。話は次のように展開する。

親は子どもが十八か月ごろになると定期的にワクチンを接種させる。親の中には、そのころ子どもが自閉症の兆候を見せはじめていることに気づく人がいる――子どもが自分だけの世界に閉じこもったり、言葉をおぼえたのにまた話せなくなったり、常同行動〔上半身を前後に揺らしたり、手をひらひらさせるなど、同じ行動や行為を目的もなくくり返し続けること〕にふけったりする。ある種のワクチンの接種と同時に自閉症が発症するのは、偶然なのか、それとも因果関係があるのか。そこへ、一九九八年にイギリスの一流医学誌『ランセット』がある研究論文[32]を発表して、答えが出た。因果関係あり。親の怒りは燃え上がり*、子どもにワクチンを接種させないよう親を説得する草の根運動が広まる。だが、数多くの追試が行なわれても、一九九八年の研究の結果を再現することはできなかった。二〇一〇年には、イギリス医学総会議（ＧＭＣ）〔医師による基準制定機関〕が調査して、研究結果は誤解を招く恐れがあり、正確でないと判定したのに続いて、『ランセット』誌は研究論文を撤回した。[33]

一件落着だったのか。そうはいかない。

落着どころか、十八か月のワクチンを接種した直後に、ひどく具合が悪くなり、自閉症と一致する重い症状を示す子どもがいることがわかった。こうした稀な例では、正しい診断名はミトコンドリア病とされるようになってきた。遺伝子は細胞核の中にあり、染色体上に存在する。核の外の細胞質には細胞小器官があり、そのいくつかがミトコンドリアだ。ミトコンドリアはどの細胞にも数百から数千個存在し、体内に取り入れた化学物質を、細胞内で使うことのできるエネルギーに変換する。また、染色体のDNAとはべつの独自のDNA（遺伝子）をもっている。ミトコンドリアのDNAは染色体のDNAとまったく同じように、変異することがある。変異は、ときには、ワクチンの接種や何らかの症状の発症にかかわっているかもしれない。症状の中には比較的軽いものもあれば、命をおびやかすほど重いものもあるだろうし、筋肉協調不能や視聴覚障碍、学習障碍、消化器疾患、神経疾患を起こすものもあるだろう。こうした症状はすべて、ミトコンドリア病の一部であり、自閉症の症状と重複する。

「この分野では精力的に研究が行なわれていますが、結論を出せるほどじゅうぶんには、わかっ

＊私としては、退行現象のある子ども（最初は正常に発達し、十八か月ごろに退行現象が始まる子ども）と退行現象のない子どもに分けて研究が行なわれなければ、この問題が解決したと世間の人は考えないだろうと思う。

ていません」とアーカンソー子ども病院研究所の神経遺伝学者で、二〇〇八年にアメリカ臨床遺伝学会で子どもの遺伝子検査のガイドラインを書いたG・ブラッドリー・シェーファーは言う。ガイドラインの二〇一三年の改訂版は、本書を書いている時点ではまだ一般の人の手に入っていないが、シェーファーは、私が本書の執筆のために取材したときに、提言をかいつまんで話してくれた。「ミトコンドリアが自閉症に影響を与えるかもしれないという疑いは以前からあり、研究は続けられ、あきらかな事例となる症例もありました――けれども、今のところ、裏づけとなる客観的証拠がじゅうぶんでないため、ミトコンドリアの定期検査は推奨していません」（また、このような検査は費用がかさみ、困難で、たいていは筋生検を要する）

刺激敏感遺伝子とは

遺伝的要因でおそらくもっと説得力があるのは、DRD4遺伝子だろう。[34] この遺伝子は、脳内のドーパミンのレベルを調節する受容体をコードし、DRD4-7Rという変異をもっている。7Rとは「七回反復するアレル」〔アレルは対立遺伝子とも呼ばれ、ここでは遺伝子変異と同義と考えてよい〕という意味で、塩基のある種のつながりが七回反復している。DRD4遺伝子の7R版をもっている人はドーパミン――脳で運動や情動反応、快楽や苦痛を味わう能力が処理される過程に影響を与える神経伝達物質――に対する脳の感受性が低く、注意障碍や行為障碍の危険性がある。[35] このため、DRD4の7R版は、「悪ガキ遺伝子」とか「飲んべえ遺伝子」と呼ばれてきた。

もっと臨床的な（そして言語的に寛容な）レベルでは、このアレルは、数多くの研究で不安やうつ、癲癇、ディスレクシア（識字障碍）、ADHD、偏頭痛、強迫的行動、自閉症と結びつけられてきた。たとえば、二〇一〇年に発表された研究[36]は、7R変異をもつ自閉症の子どもと親との関連をいくつか報告している。

●親の少なくとも一方が7R変異をもっている場合、そうでない親の子どもより、チック様《よう》の行動が見られる可能性がきわめて高かった。
●父親が7R変異をもっている場合、強迫性障碍と重症のチックと一致する行動が見られる可能性が高かった。
●母親が7R変異をもっている場合、反抗挑戦性障碍と社交不安障碍と一致する行動が見られる可能性が高かった。

DRD4-7R（MAOA遺伝子やSERT遺伝子などのその他の「リスク」遺伝子と同様に）をもつ子どもは、好ましくない環境——たとえば、親による虐待や育児放棄——から好ましくない影響を受けやすいことが、しばらく前からわかっている。好ましくない影響は、何であれ子どもがすでに示している行動をさらに悪化させかねない。このため、7R変異は、好ましくない環境と相互に作用して、好ましくない行動を生みだす遺伝子の「代表選手」と考えられてきた。そこで、「脆弱性遺伝子」とか「リスク遺伝子」というあだ名をつけられた。

けれども、リスク遺伝子をもつ子どもが、悪い環境ではなく、親からかわいがられるとか、健全な家庭生活をするという体験をしたら、どうなるだろう。好ましくない環境はＤＲＤ４の変異をもつ人を好ましくない行動に導く傾向があるという研究結果は説得力があるが、好ましい環境が好ましい行動を導く傾向があることを示すデータもこの研究に含まれていたら、どういう結果が出るのだろう——研究者は好ましくない影響を知ろうと躍起になって、適切な疑問をいだいてこなかったのではないか。

ありがたいことに、問いかけようと考える研究者がついに登場した。[37] 好ましい影響をとくに探す——そして好ましくない影響に関する以前の研究を再分析する——研究が始まると、たちまち、こうした遺伝子変異の見方を考えなおす必要性が浮かび上がる。こうした遺伝子変異をもつ人は環境に対してことのほか敏感なのだ——「よかれあしかれ」とある研究者は語った。このような子どもたちを「蘭の子どもたち」[38] と考えてもいいだろう。蘭は、生育している温室の環境が成長をうながすものか、そうでないかによって、簡単に花を咲かせたり、しおれたりする。それに対して、ＤＲＤ４の通常の遺伝子をもっている「タンポポの子どもたち」は、どこでも同じようにすくすく育つ。

ＤＲＤ４の７Ｒ版は、どんな作用をするのか新たに理解されて、リスク遺伝子ではなく刺激敏感遺伝子と呼ばれるようになった。生まれたときは、よくも悪くもなく、どっちになるかは環境しだいということだ。

この解釈は、好ましくない親が好ましくない影響を与えるというレオ・カナーの説が正しかったことを意味するのだろうか。とんでもない。カナーは、子どもの自閉症と冷淡な親が一対一の対応をすると考えた。カナーのモデルを修正したブルーノ・ベッテルハイムの説は、少なくとも、遺伝的要素――子どもが自閉症になる遺伝的な素因をもっていて、親が子どもを虐待すると自閉症が現れる――を考慮した。けれども、カナーもベッテルハイムも、自閉症が遺伝的な素因を考慮する必要があるとは考えたものの、遺伝的に決定されていたとは考えなかったようだ。

　では、だれが遺伝的に決定されていると考えたのだろう。カナーやベッテルハイムの推論や仮説には、面目を失った精神分析の名残が垣間見えるにもかかわらず、その答えは言ってみれば、ジークムント・フロイトだろう。

　フロイトの医学の背景には、神経生物学と神経解剖学がある。自分が編み出した精神分析は、科学が進歩するまでの一時しのぎだと、フロイトはつねに言っていた。「われわれの心理学的な暫定仮説はすべて、いずれは有機的担体という土台の上に基礎づけられるべきであるということを、想い出さねばならない」[39]〔『フロイト全集13』、立木康介訳、岩波書店、二〇一〇年〕と一九一四年に述べている。この考えは、六年後も変わっていない。「もしわれわれがこの時点ですでに心理学の術語ではなく、生理学の術語ないし化学の術語を動員できるなら、われわれの記述の欠陥はおそらく消え去るであろう。……とはいえ、生物学はまことに限りない可能性を秘めた領域であって、まったく思いもよらないような解明が期待できるし、またあと数十年もすれば、われわれが提示した問いに対しどのような答えを寄せてくるか、予見することなどできたものではないだろう。ひょっとしたら、われわれの築いた仮説の建造物全体をなぎ倒すような答えを、寄せてくるかもしれない」[40]
〔『フロイト全集17』、須藤訓任訳、岩波書店、二〇〇六年〕

同じことは、今日でも言える。脳画像を使えば、神経解剖学的な特徴をさぐり、脳がどんな形をしているのか、何をしているのかという疑問の答えを見つけることができる。遺伝学のおかげで、脳は自分の仕事をどんなふうにするのかという疑問の答えが出はじめている。まだ何十年もの進歩が必要だが、少なくとも、答えのいくつかは見つかりはじめていて、今日ではもっぱら観察と行動にもとづく自閉症の定義を補うだろう――次の章で見るように、観察と行動にもとづく診断には、独自の危険がともなう。

4章 まわりの世界に対する感受性

私の嫌いなものといえば、公共トイレのハンドドライヤーの音。空気が噴き出しはじめるときはそれほどでもないが、人が手を入れたときがいやだ。ドライヤーにいきなり手を入れられると、気が狂いそうになる。飛行機の真空吸引式トイレで洗浄水が勢いよく吸いこまれていくのに似ている。最初は、ほんの一瞬、前触れのように水がちょろちょろ流れて、それからどさっと吸いこまれていく。それがいやなのだ。黒板を爪でひっかく音のように、いやだ。

飛行機の旅でいやなことは、ほかにもある。空港の職員がたまたま保安ゲートを開けたときに鳴り出す警報音だ。警報音と言えば、たいていの音がだめ。子どものころは、学校で始業や終業のベルが鳴ると、完全におかしくなった。歯医者のドリルみたいに感じたのだ。決して大げさに言っているのではない。ベルの音を聞いたら、歯医者のドリルで歯を削られているときに感じるような痛みに襲われるのだった。

ここまで読めば、私の嫌いなもののパターンがわかるだろう。私は音に敏感なのだ。大きい音。突然の音。もっといやなのは、予想していない大きい音が突然聞こえること。最悪なのは、突然聞こえる大きい音が、予想はしていても、自分でコントロールできないこと──自閉症の人によくある問題だ。

子どものころ風船が怖かったのは、いつ割れるかわからなかったからだ。小さな風船をペン先でつついて、小さな音をたてて自分で割ることができていたら、風船をだんだん大きいものにして、割れる音をだんだん大きくして、少しずつ慣らし、風船を我慢できるようになっていただろう。自分で音をたてられるなら、その音を我慢できるようになるだろうと言う自閉症の人は多い。音が出るとわかっているときも、我慢できる。家の近くで子どもたちが手当たりしだいに打ち上げる花火は怖くても、お祭りのときに市の公園で上がる花火は大丈夫というわけだ。でも私は、子どものころ、ほかの子たちが夢中になって遊ぶ風船を、恐る恐る眺めていた。風船は、子どもたちが高く放り上げたり、指ではじいたりして天井に触れると、きいきいと今にも割れそうな音をたてた。痛みを感じさせるかもしれない雲のように、不気味に私の前に現れたものだ。

見すごされてきた感覚処理問題

人間はそれぞれに五感を使って、まわりの世界を理解する。見る、聞く、嗅ぐ、味わう、触れるの五つ——五つしかない。この方法で、森羅万象から情報を得る。このようにして、感覚から、私たちそれぞれにとっての現実があきらかになる。自分の感覚が正常に働くのであれば、感覚から得る現実は、ほかの人が得る現実とかなりよく似ていると考えてよい。なんと言っても、感覚が進化したのは、共通の現実をとらえるため——生き延びるために必要な情報をできるかぎり確実に受け取り、解釈できるようにするためだ。

ところが、感覚が正常に働かなければ、どうなるか。眼球や耳管、舌や鼻や指先の感覚受容器官の話をしているのではない。脳の話だ。ほかのみんなと同じ知覚情報を受け取っていても、脳がちがう解釈をしていたら、どうなるだろう。まわりの世界で体験することが、ほかのみんなと大きく異なり、もしかすると苦痛を感じるほど異なっているかもしれない。そうなると、文字通り、べつの現実——べつの感覚的現実——で生きていることになる。

感覚処理問題については、自閉症の講演を始めてからずっと語ってきて、今では、かれこれ三十年になる。そのあいだに出会った人の中には、耳に入ってくる音がだんだん大きくなったり小さくなったりして、接続不良の携帯電話で話しているように聞こえたり、花火の大音響のように聞こえたりするという人がいた。体育館に行きたくないのは、スコアボードのブザーの音がいやだからだという子どももいた。母音しか口に出せない子どももいたが、おそらく子音が聞きとれなかったのだろう。こういう人びとのほぼ全員が自閉症で、蓋を開けてみれば、自閉症の人の十人中九人が、一つ、あるいはいくつかの感覚処理問題をかかえている。

そういった苦痛と混乱は、本人の生活に影響を与えるだけでない。家族や友人の生活にも影響を与える。ふつうの子どもは、言葉を話さない自閉症のきょうだいがいたら、その子の世話で両親が忙しいことは、言われなくてもわかっている――いろいろな意味で、家族の世界は自閉症の子どもを中心にまわる。親にとっては、ふつうの子どもの世話をするのでさえ、フルタイムの仕事をするようなものだが、部屋を行き来する親の動きが耐えられない脳をもつ子どもの世話は、フルタイムどころかフルライフの仕事になる。買い物や外食、お兄ちゃんのフットボールの試合でも、そのあいだずっと自閉症の子どもが苦しみ、泣き叫んでいるのなら、とても連れて行けない。

感覚障碍は、自閉症だけに見られる問題ではない。自閉症でない子どもについて調べたところ、感覚の問題は、半数以上にあり、六人に一人が毎日の生活に影響を与えるほど深刻で、二十人に一人が感覚処理障碍の診断を正式に受ける必要があった。つまり、感覚処理の問題はめずらしくなく、学業や生活に支障をきたすことがよくあるのだ。私自身、毎学期、担当している講義で、六十人の学生の一人か二人が、家畜を取り扱う設備の作図で苦心していることに気づく。なめらかな曲線ではなく、ぐにゃぐにゃ曲がった線を引くのだ。こうした学生は自閉症ではなく、乱視でもないが、印刷物を見たときにどんなふうに見えるかと尋ねると、字が揺れていると答える。

私たちは感覚処理問題について、科学的にどのくらいわかっているのだろう。じつは、驚くほど少ない。ともかく、この問題に関する研究を調べてみて、驚いた。

自閉症の人の脳については、脳科学者と遺伝学者が熱心に研究を行ない、大きな成果をあげているというのに、感覚処理にまつわる問題は、あきらかに、あとまわしにされている。『ペディアトリック・リサーチ〔小児科学研究〕』誌の二〇一一年の総説論文[1]で述べられているように、「いたるところで見られる」問題なのだが、それでも、不当と思えるほど目を向けられていない。私が見つけた研究の多くは、自閉症関連ではない専門誌に掲載されていて、そのほとんどがアメリカで出版されたものではなかった。論文が自閉症関連誌に掲載されることも、あるにはあったが、たいていは主旨からそれて、研究が少ないことを嘆いていた。二〇〇九年に行なわれた研究の論文執筆者は「感覚処理問題が原因で自閉症スペクトラム障碍の人に見られる問題行動については、実験にもとづく体系的な研究の不足が憂慮され、症状に関する記述と分類は混乱している[2]」と述べ、同じ年に行なわれたべつの研究の論文執筆者は「情報不足[3]」を訴えている。二〇一一年に、私は自閉症に関する大部の学術書に論文を執筆した。本のページ数は千四百を超え、全部で八十一本の論文が掲載された[4]。ところがなんと、感覚処理問題を取りあげた論文は一本しかなく、しかも私が書いたものだった。

この二、三十年に、自閉症の人に「心の理論」――他人の立場に立ってまわりの世界を見て、適切な情動反応を示す能力――があるのかどうかを論じた論文は、何千とまでは言わなくても何百本も見てきた。ところが、感覚処理の問題に関する研究は、はるかに少ない――そのわけは、おそらく、この研究をするには、自閉症の人の脳のような、ニューロンの誤発火という混乱した状態を通して眺めた世界を、想像する必要があるからだろう。研究者には、心の理論ならぬ「脳の理論」が欠けていると言えるかもしれない。

研究者は問題の緊急性がどうしても理解できないのだろう。ある自閉症の人が言ったような、ちくちくする服を着ると「火にあぶられている」ような気がする世界とか、サイレンの音が「ドリルで頭に穴を開けられている」ように聞こえる世界を想像できないのだ。[5] ある研究[6]であきらかにされているように、自閉症の少なからぬ人は、状況が変化するたびに、それが怖いものであろうとそうでなかろうと、アドレナリンが噴出してしまうような生活をしているのだが、たいていの研究者はこのような生活が想像できない。研究者はたいていふつうの人だから、社交性があり、そのため、自分たちの視点から自閉症の人に社交性をもたせようと心をくだくのは、理にかなっている。それも、ある程度までは。しかし、社交的であることが当然とされている環境に耐えられない人びとは、そもそもレストランにも入って行けないのだから、社交の場で相手の顔つきから気持ちを読み取る訓練などできない。そういう人びとに、どうやって社交性を身につけさせるというのだろう。研究者の例に漏れず、自閉症研究者は、当事者にとってもっとも被害が大きい問題を解決したがるが、感覚過敏がどんなに大きな被害を与えているのか、まったくわかっていないようだ。

感覚処理にまつわる問題など、実際には存在しないとまで言う研究者もいる。そんなことを言うのは、もってのほかだ。こういう研究者は、自分たちを筋金入りの行動主義者と呼んでいる。私に言わせれば、生物学否定主義者だ。「あの子がスーパーマーケットの真ん中で取り乱すのは、ロックコンサートでスピーカーの中にいるような気がするからかもしれませんよ。ロックコンサートでスピーカーの中に入ったら、だれだって取り乱すのではないですか」と尋ねると、こう言い返された。「音に敏感だから叫んでいるのなら、自分の声だって、気にさわっているはずじゃないですか」。いいや、ある種の音にだけ敏感だったら、そんなことはない。大きくなくてもわずらわしい音があるのだ。

感覚障碍をもつ人のだれもが、ある刺激に対して同じように反応するわけではない。スーパーマーケットの自動扉がさっと開くと泣き叫ぶ子どももいるが、私自身はいつも扉の動きに魅せられていた。流れる水で遊ぶ子もいれば、水が勢いよく流れていくトイレから逃げ出す子もいる。

感覚障碍は、程度も人によってちがう。私は、ハンドドライヤーに手を入れたときの音や、空港の保安ゲートの警報音が、なんとか我慢できるようになった。けれども、生活に支障をきたしている人もいる。会社やレストランのようなふつうの場所で、ふつうの振る舞いができない。痛みや混乱のせいで生活が限定されてしまうのだ。

感覚処理問題はどんな形のものであれ、実際に存在する。決してめずらしいものではなく、解明していく必要がある。私はこの問題につねに目を向けてきた――そして発見したことに驚き、ショックを受け、そのため、自閉症自体のいくつかの基本的な仮定にさえ疑問をもつようになった。

三つのタイプに分ける

感覚処理問題を分類する方法を見つけ出さなければ、自閉症の研究などできない。私自身は、かなり前から、感覚処理問題をもつ自閉症の人を三つのタイプに分類するという従来の方法を受け入れてきた。

●感覚刺激を求めるタイプ

このカテゴリーは、強い感覚刺激を求めるときに起きる問題をカバーしている。当然ながら、私たちはだれでも、感覚刺激を求める。「このケーキはどんな味がするのかな?」「あのリネンのシャツの手触りは?」「バスの後ろの席に座っている人は何て言ってるの?」。けれども、感覚処理問題をかかえているある種の自閉症の人は、つねにこうした感覚刺激を求める傾向がある。自分が求めているほど、感覚刺激がじゅうぶんには得られないためだ。大きな音の刺激を求めるかもしれない。私の場合は、じわじわと感じる圧力の刺激を求めることがある。自閉症の人は、体を揺らしたり、ぐるぐるまわったり、手をひらひらさせたり、音をたてたりして、自分で感覚を刺激することがよくある。

あとの二つのカテゴリーは、最初のカテゴリーと反対だ。感覚刺激の欲求ではなく、求めていない感覚刺激に対する反応だ。

●感覚刺激に対する反応が過剰なタイプ

このタイプの人は、感覚刺激に対して過剰に敏感だ。パスタソースの匂いが我慢できないとか、騒がしいレストランで座っていられない、ある種の服を着ることができない、ある種の食べ物が食べられないといった反応が見られる。

●感覚刺激に対する反応が過少なタイプ

このタイプの人は、ふつうの刺激に対して反応が乏しかったり、まったく反応しなかったりする。たとえば、聴覚に問題がなくても、名前を呼ばれて振り向かないことや、痛みに反応を示さないことがある。

感覚処理問題をこの三つのタイプに分けるのは、とても理にかなっている。私は何の疑問ももっていなかった。

ところが、この分類法を再検討する学者が出てきた。二〇一〇年、オハイオ州立大学のアリソン・レインと三人の共同研究者が「自閉症の感覚処理のサブタイプ——適応的行動との関連」という論文[7]を『ジャーナル・オブ・オーティズム・アンド・ディベロップメンタル・ディスオーダーズ〈自閉症・発達障碍ジャーナル〉』に発表した（よかった、と私は思った。感覚処理問題の論文がやっと自閉症の専門誌に掲載されたのだ）。感覚処理問題を取りあげた論文のつねで、執筆者は、このテーマがいかに見すごされてきたかを、まっ先に指摘している。「感覚処理の困難と自閉症スペクトラム障碍の臨床症状の関係を調査する研究は、ほとんど行なわれてこなかった」

研究のデータは通常の方法で集められた。感覚処理能力を調べて評価する「ショート・センサリー・プロファイル」という質問票から得た結果を参考にしたのだ。この質問票は、一九九〇年代から使われていて、感覚処理問題をもつ人の観察者（たいていは親）が、本人の行動を見て、三十八の行動のどれかにあてはめる。三十八の行動は、触覚敏感性、味覚・嗅覚敏感性、運動敏感性、低反応・感覚刺激を求める、聴覚フィルタリング、低活力・弱い運動反応、視覚・聴覚敏感性の七つの感覚の領域に分類されている。たとえば、触覚敏感性には「接触に対して感情的あるいは攻撃的に反応する」、運動敏感性には「転ぶことや高い場所を怖がる」、聴覚フィルタリングには「周囲に大きな騒音があると、気が散るか、するべきことが困難になる」といった指標がある。

レインのチームが、通常のデータを集めて統計分析の独自のモデルで処理したところ、感覚処理問題は三つのわずかに異なるタイプに分かれた。簡単に書けば、新しい分類は次のようになる。

- 感覚刺激を求め、不注意あるいは過剰集中の行動を招く。
- 運動敏感性と低い筋緊張をともなう（反応不足あるいは反応過剰による）感覚調整。
- 極端な味覚・嗅覚敏感性をともなう（反応不足あるいは反応過剰による）感覚調整。

この分類法もまた、最初は、とても理にかなっていると思えた。極端な味覚・嗅覚敏感性か。私は、これをほかの感覚処理問題と分けて考えたことはなかったけど、たしかに、こんなふうに分類するのは便利だ。低い筋緊張か。そう言えば、手足がぐにゃぐにゃして、皮膚がぺちゃぺちゃしている自閉症の人は、よく見かける。レインの研究を引用した『フィジカルセラピー〔理学療法〕』誌の二〇一一年の論文は次のように述べている。「[この]サブグループは理学療法士にとって、とりわけ重要である。特殊な運動敏感性をもつ自閉症スペクトラム障碍の子どもは、固有受容器〔体の各部の状態を感知し、その協調をつかさどる〕と前庭《ぜんてい》〔バランス感覚をつかさどる〕への情報入力に対して過剰に反応する。一方、低活力で運動反応の弱い子どもは、微細運動スキルと粗大運動スキルが劣る」[8]

それでも、同じようなデータが二つの異なる方法——二組の分類法——で体系化できるというのは、腑に落ちなかった。どちらも妥当なのだろうか。どちらも妥当ではないのだろうか。二つの分類法は何を語っているのか。

それから気がついた。問題は、どっちの方法でデータを解釈するかではない。データ自体に問題があるのだ。

自己報告の重要性

重症の感覚処理問題の研究は、親や介助者の証言にもとづいて行なわれる。こうした研究の結論は、研究者の手法にしたがって引き出される。だが、解釈のすべてが、対象者本人に生じているということを正しく反映していると考えていいのだろうか。感覚刺激が過剰な世界に住むのがどういうことなのか想像できない人は、本人のつらい気持ちや、過剰な感覚刺激が生活に与える影響を過小評価する可能性がきわめて高いだろうし、ある感覚処理問題の証拠かもしれない行動を、べつの問題の証拠と誤解することもあるだろう。

ふつうの感覚と異なる現実で暮らす人は、たくさんいる。自分もそうだったらどんなふうに感じるのか知りたいなら、本人に尋ねるべきだろう。

研究者は、つねに自己報告を見くびり、報告は主観的だから科学的検証に堪えられないと言う。ところが、それが問題なのだ。行動を客観的に観察すれば、重要な情報が得られるだろう。けれども、感覚入力の過剰がほんとうはどういうものなのかは、問題をかかえている本人にしか語れない。私は、これまでに書いてきた本の中で、自分の感覚処理問題を説明しようとした。ほかの高機能自閉症の人も、感覚処理問題が生活に与える影響を説明している。だが、感覚処理問題がもっとずっと深刻で、生活に支障をきたすほど重症の人は、自分で説明できるだろうか。

こうした人たちから自己報告を引き出すのは、あきらかに困難だ。感覚処理問題のせいで思考がすっかり混乱しているなら、状況を説明するのはむずかしいだろう。言葉を話さない人なら、タイピングや指さしなど、ほかの表現方法を使うことになる。ところが、症状がもっとも極端な場合には、それも非現実的だ。そして残念ながら、手首を支えてやって字を書かせる方法で得た情報は信用できない。介助者が自分で気づかずに手を動かしているかもしれないからだ。

自己報告にまつわる問題を克服するのは重要だ。もし、自己報告が高機能自閉症の成人の報告だけだったら、研究の結果はかたよってしまう。感覚処理問題は、機能のレベルが低い人のほうが深刻かもしれない。それが、機能のレベルが低い原因なのかもしれない。さらに、おとなになると、対処メカニズムが発達して感覚処理問題のほんとうのつらさが隠されてしまい、怖がっている子どもが経験するような現実が自己報告に反映されないこともあるだろう。

新しい技術が登場して、自己報告がもっと多く行なわれるようになったらいいと思う。たとえば、タブレット端末には、旧式のコンピューターやノートパソコンよりはるかに大きな利点がある。画面から目を離す必要がないという点だ。従来のコンピューターで文字を入力するには、二つの段階を踏む。最初にキーボードを見て、次に、打ちこんだものを確認するために画面を見る。これでは、重症の認知的問題をもつ人にとって一手間多い。タブレットが登場する前は、療法士がデスクトップのコンピューターのキーボードを箱にのせて、画面に現れる文字の真下に置かなければならなかった。タブレットなら、キーボードはタッチパネル式で画面の一部になっているから、文字への目の動きは最小限でよい。原因と結果が即座に対応する。このため、重症の感覚処理問題をもつ人にとっては、どんなふうに感じているか語りやすくなるだろう。

そうした人の報告が集まるまでは、言葉は話さなくてもタイプなら打てるという人たちの自己報告に頼らなければならない。そのような報告が二つあり、たしかに、自分の言葉で語られている。私は、二人の感覚の世界がどういうものか知ろうと思い、彼らについて調べた。

「行動する自分」と「考える自分」

言葉を話さないティト・ラジャルシ・ムコパディヤイは、著書『唇が動かないなら、どうやって話せばいいのか――自閉症の僕の心の中（*How Can I Talk If My Lips Don't Move?: Inside My Autistic Mind*）』[9]で、自閉症という閉じこめられた生活から解放された話をしている。解放は、お絵かきボードに数字と文字を書きこむことによって実現した。ボードは、一九九〇年代初め、ティトが四歳になる前に母親が与え、ティトは母親の助けを借りて数字とつづりをおぼえた。やがて母親は、ティトの手にペンをしばりつけて、書くことでコミュニケーションをはかれるようにした。ティトは、ここ数年のあいだに本を何冊か出版し、その中で、現実をどんなふうに体験するのか、「行動する自分」と「考える自分」の二つに分けて説明している。最近、本を読み返して、初めて会ったときのことを思い出した。あのときは気づかなかったが、行動するティトと考えるティトをたて続けに見ていたのだ。

ティトと会ったのは、サンフランシスコの医療センターの図書室。照明は薄暗かった。蛍光灯がそなえられていたが、私たちの訪問を考慮して消されていた。部屋は静かで、雰囲気は落ち着いていた――気をそらすものはない。話をしたのは、ティトと私とティトのキーボードだけだった。

私は、馬に乗っている宇宙飛行士の絵を見せた。ティトが見たことのないはずの絵をことさらに選んだ――近くの本棚にあった『サイエンティフィック・アメリカン』誌のバックナンバーで見つけたテクノロジー関連企業の広告。ティトが自分の考えを言葉でどんなふうに述べるのか知りたかったのだ。ティトは絵をよく見て、それからキーボードに向かった。

「馬に乗ったアポロ11号」とすばやくタイプを打った。

それから、羽ばたくように腕を上下させながら図書室を走りまわる。

ティトがキーボードにもどってくると、牛の写真を見せた。

「インドでは食べない」とティトはタイプを打った。*

それから、羽ばたくように腕を上下させながら図書室を走りまわる。

私はもう一つ質問したが、それがどんな質問だったのか、今では思い出せない。それでも、次に何が起こったのかは、おぼえている。ティトは答え、それから、羽ばたくように腕を上下させながら図書室を走りまわったのだ。

対談はそれで終わり。ティトは一回の面会で書けるだけのことを書いていた。休む必要があった。三つの短い質問に答えるだけでも、かなりの労力が必要だったのだ。

*ティトは「宇宙飛行士」や「牛」という言葉を使わなかった。彼は、正規の教育を受けていない。物の名前をあげるのでなく、説明するのだ。

私が目撃したのは、今にして思えば、ティトの「行動する自分」が行動しているところだった。外の世界から見たティト。ぐるぐるまわり、体を激しく揺らし、手をひらひらさせる少年だ。それはまた、ティトが見る自分自身でもある。

ティトは著書の中で、行動する自分を「奇妙で、じつによく動きまわる」と説明する。自分自身を「手とか脚とか」のように一つひとつの部分と考えていて、ぐるぐるまわるのは、「ばらばらの部分を一つにまとめる」ためだと言う。あるとき、鏡で自分の姿を見て、無理やり口を動かそうとした。「鏡に映った彼は、見つめ返すばかりだった」とティトは三人称を使って書いた。それは、行動する自分と考える自分の乖離《かいり》をいっそうきわだたせている。

あの自分、考える自分は「じつによく学び、感じる」。そして落胆する。「ティトはまわりの世界で起こっていることがわかっていない」と医者が両親に語っていたことを思い出し、考える自分の、口には出てこない返事を思い出した。「『とてもよくわかってるよ』と少年の心はつぶやいた」

行動する自分は、腕を翼のように上下させて図書室を走りまわる。考える自分は、そうやって走りまわる自分を観察する。

二つの自分という考え方は、カーリー・フライシュマンが父親アーサー・フライシュマンと共同で書いた[10]二〇一二年の著書『カーリーの声——自閉症を打ち破る（*Carly's Voice: Breaking Through Autism*）』でも裏づけられている。カーリーは十歳になるまでは、言葉を話さない自閉症のように見えた。それから、ある日、突然、おしゃべりキーボードのキーを使って、両親と介助者を驚かせた。この画期的な事件が起こる前は、カーリーのおしゃべりキーボードの使い道はただ一つだった。物や活動の図に触れると、電子音がその名前をしゃべるのだ。じつは、その日の午後、メモリーの容量を増やすために療法士が図を削除していて、アルファベットの機能も消去しようと考えていた。ありがたいことに、まだそこまではしていなかった。

その日、療法を受けに来たカーリーは、いつになく落ち着きがなかった。機嫌が悪く、療法にちっとも身が入らない。「どうしたいんだよ」と療法士が怒って尋ねた。まるで、カーリーがほんとうに答えられるかのような口ぶりで。そしてカーリーは答えた。おしゃべりキーボードをひったくり、「た・す・け・て、は・が、い・た・い」と苦心惨憺しながら文字を打ったのだ。

カーリーはきわめて低機能だった。ティトと同様に、行動する自分はつねに動きまわったり、座って体を揺らしたり、叫んだり、手あたりしだいに何でも壊そうとした。そしてティトと同様に、考える自分は、だれもが考える以上に多くの情報を取り入れていた。心の働きは、ある面では驚くほどふつうだった。十代になると、いかにも年ごろの女の子らしい関心をもった。シンガー・ソングライターのジャスティン・ティンバーレークと映画俳優のブラッド・ピットに熱を上げ、テレビ番組に出演したときには、イケメンのカメラマンに夢中になったのだ。けれども、べつの点では、心の働きは複雑で、理解できるのは自分だけだった。

『カーリーの声』でとりわけ衝撃的な場面がある。カーリーは、自分が喫茶店で会話をするところを想像してみようと読者に語りかける。たいていの人なら、だれかとテーブルをはさんで座っていて、だれかが自分に話しかけ、自分は真剣に耳を傾けているところを想像するだろう。

カーリーはちがう。

私の場合、まったくちがう。テーブルのそばを通った女の人が香水の強烈な匂いをまき散らして、私の注意はそっちに移る。それから、後ろのテーブルから左の肩越しに聞こえてくるおしゃべりが耳につきはじめる。左の袖口で織りの粗い布地が腕をこする。それが気になりはじめると、今度は、コーヒーメーカーの立てるシューシューという音が、まわりのほかの音に混ざって聞こえてくる。店の入り口の扉が開いたり閉じたりするのが目に入り、疲れきってしまう。おしゃべりについていけなくなり、目の前にいる人の話をほとんど聞きのがす。……奇妙な言葉が聞こえるだけだ。

おしゃべりを続けるのが絶望的になったこの時点で、二つの行動のうちの一つをとるとカーリーは言う。心を閉ざして反応を示さなくなるか、癇癪を起こすかだ。

これは興味深いと、この一節を読んだときに思った。カーリーの前に座っていて、行動を知覚の特徴から説明するとしよう。カーリーが心を閉ざしてしまったら――私が目の前に座って話しかけているのに、うわの空のように見えるなら――反応不足と分類するだろう。ところが、癇癪を起こしたなら――カーリーが言うように、これといった理由もなく笑いだしたり、泣きだしたり、怒りだしたりして、悲鳴まであげるなら――反応過剰と分類するだろう。

二つの異なる行動、感覚処理の二つの異なるサブタイプ――少なくともカーリーと向かい合わせに座って、外から眺めていたら、そんなふうに見えるだろう。ところが、自分がカーリーで、心の声を聞いていたら、二つの反応の原因は同じと考える。感覚刺激の過剰。情報過多だ。

ティトも似たような話を本に書き、一度も入ったことのない初めての部屋に入ったときの説明をしている。ティトはあたりを見まわし、部屋のあちこちに目を向け、やがて関心を引く物が目にとまる。「ぼくが最初に見るのは、色だ。それを『黄色』と定義して、ぼくが知っている黄色の物を、七歳の子どものころに見た黄色のテニスボールも全部頭の中に並べる。そこまでして、その色についてもっと深く考えることがなければ、次に、その物体の形に注意を移す」。その物体には蝶番《ちょうつがい》がついていて、それに気づくかもしれないし、気づかないかもしれない。でも気づいたなら、次に——

蝶番の役目が気になるだろう。それでも、そこから注意を引き離し、黄色で、大きくて長方形で、蝶番と呼ばれるとびきりの金具と取っ手がついている物体の役目について考える。黄色で、大きくて長方形で、蝶番と取っ手のついている物体が、どうしてここにあるのだろう。ぼくは頭の中で答える。「これがあるから、ぼくは部屋に入れたんだ。これは開いたり閉じたりできる。ほかの何でありえようか。扉でないのなら」。ぼくの識別は完璧だ。

それからティトは部屋の中のほかの物に目を移す。

ティトは、ある家を訪問して雑誌に夢中になった話も書いている。「なめらかでつやつやしたページ」をめくったり、触ったりするのがとても楽しく、くんくんとにおいを嗅ぐのもやめられなかった。あとになって、母親が、その訪問のときの話をして、レースのカーテンのピンク色のバラ模様や、ピアノや、銀製の額に入っていた絵のことを口にすると、そのときになって初めて、雑誌に没頭していたため、部屋のほかの物は何もかも見のがしていたことに気づいた。

はた目には、この二つの状況でティトがとった行動は、ちがって見えただろう。つっ立ったまま扉を見つめているときには、ぼんやりしていて、無関心のように見えただろう。雑誌のにおいを嗅いでいるときには、集中しすぎて、関心がありすぎるように見えただろう。だが、喫茶店にいるときのカーリーと同様に、たとえ目に見える行動や姿は正反対でも、その背後にある気持ちは同じなのだ。

こうした自己報告は、言葉を話さない自閉症の人の中には、見かけ以上にまわりの世界とよくかかわっている人がいるかもしれないと、私が昔から唱えていた仮説を裏づける。とてつもなく混乱している感覚の中で生きているため、自分たちとまわりの世界のかかわりを表現することなど、とてもできないだけなのだ。

ティトとカーリーの自己報告は、本人が自分自身の行動を、親や介助者、研究者に負けないくらいじっくり観察していることも物語っている。傍観者と異なり、本人の行動がほんとうはどういう意味をもっているのか、教えてくれる。つまり、観察者が目にする光景と、本人が味わっている体験のちがい——行動する自分と考える自分のちがい——は、感覚処理問題がどんなふうに見えるのかと、どんなふうに感じられるのかの相違なのだ。

私は、子どものころに聴覚障碍で自分自身がどんな体験をしたか思い起こした。おとながあまりにも早口でしゃべるため、私にはついていけない言葉をなんとか理解しようとしたものだ。私には、聴覚刺激に対する設定が二通りあった。「遮断する」か「すべて取りこんでしまう」かだ。刺激をいっさい遮断することもあれば、癇癪を起こすこともあった。表に現れる行動は二通りだが、感じていたことは一つだ。

強烈世界症候群

前に述べたレインらの「感覚処理のサブタイプ」の論文——感覚処理問題の異なる分類方法を提案する論文——では、執筆者は反応不足と反応過剰が一人の子どもに「共存しているかもしれない」と述べていた。これまであげてきた例にもとづいて、もう一歩、踏みこんでみよう。反応が、親や介助者や研究者が観察する目に見える反応を指しているのであれば、共存していると考えてよい——つまり反応を区別できる。外から見ると、子どもは反応不足か反応過剰、ぼんやりしているか集中しすぎているかのどちらかだ。「行動する自分」は、はっきり異なる二つのタイプの行動を見せる。ところが、反応が、感覚処理問題をかかえる「考える自分」が体験しているものを指しているのであれば、共存していると考えるのはまちがっている——つまり反応を区別しても意味がない。反応不足と反応過剰、ぼんやりしているのと集中しすぎているのは、元をただせば同じことなのかもしれない。

この可能性には、事実にもとづく根拠があるのだろうか。ありそうだ。

カーリーの話とよく似ていると思われる自己報告が、インターネットにたくさん投稿されていた。

●「居酒屋にいるときみたいに、まわりでたくさんの人が同時にしゃべっていると、圧倒されて、頭がぼーっとしてきて、何もかもわからなくなってしまう」

●「思考がすっかり遮断されて、感じることも反応することもできなくなる。だから、たいていは、つっ立っているか、じっと座っているかして、何かを食い入るように見つめている。頭の中がごちゃごちゃになって、とても立ちなおれないこともある」

●「静かに座って、もう一度、気持ちを集中させる必要がどうしてもある」

●「すっかり固まってしまうことがよくある。平然とした顔をして」

●「目が、見えている物の動きを何もかも追おうとする。それも、アイコンタクトができなくなって、不注意に見える原因だ」

科学的な裏づけは、ないのだろうか。探してみたら、ぼんやりしているのと集中しすぎているのは、どちらも感覚刺激の過剰が原因だという仮説を立てている論文が二本、見つかった。一本は二〇〇七年に『フロンティアズ・イン・ニューロサイエンス〔脳科学の最先端〕』誌に掲載され、感覚処理問題をもつ自閉症の人は、「強烈世界症候群」と執筆者が名づけた症状をかかえていて「神経が過度の処理をするせいで、まわりの世界から入ってくる情報が痛いくらいに強烈になるだろう」と書かれている。これに対する脳の反応は、「安全な定型行動を強迫的にくり返すという狭い行動範囲に、本人をすばやく閉じこめる」[11]こと。もう一本は、二〇〇九年に『ニューロサイエンス・アンド・バイオビヘイビオラル・レビューズ〔脳科学・生物行動学評論〕』誌に掲載され、自閉症の人は「変化が速すぎる世界」と執筆者が名づけた環境で暮らしているのかもしれないと述べている。[12]身のまわりで起きていることについていけなくて、引きこもってしまうのだ。

どちらの論文も、脳が受け取る感覚情報が多すぎると、行動する自分は反応不足に見えるかもしれないが、考える自分は圧倒されたと感じるだろう、と言っているのだ。

目をそらすという行為は、自閉症でよく見られ、「相手の目の動きに耐えられないというだけのことかもしれない」と私は主張してきた。「どうして横目で見るの」と子どもたちに尋ねると、「だって、そのほうがよく見えるんだもん」という返事が返ってくる。どうしてそのほうがよく見えるのかは、わからない。まわりの世界の動きが速すぎて、横目で見ると、すべての動きがそれほど刺激的でなくなるのだろうか。たぶんそうだ。私はこの仮説が気に入っているが、さらに研究が行なわれなければ、それだけの話——仮説にすぎない。

私自身、自閉症のほかの人に対して、速く動きすぎる罪を犯してきたかもしれない。自閉症サヴァン〔自閉症の中でも、特定分野で並はずれた能力を発揮する人〕でアスペルガー症候群でもあるイギリスの青年ダニエル・タメットは、私と会ったときに、矢継ぎ早に質問されたと書いている。「グランディンはとても早口だったから、話についていくのに苦労した」。自閉症の著述家ドナ・ウィリアムズは「たいていのものがたえまなく変化して、受け入れる準備をするすきを与えてくれないように見えた」と述べている。だから、「世界を止めてよ、降りたいんだから」という言葉がいつも好きだったと言ったのだろう。

あるいは、世界を止めなくても、少なくとも速度を落としてほしいのだ。「追いついて、ついていこうとするストレスは、とても大きくなることがよくあり、気づいたら何もかも速度を遅くして、ひと休みしようとしていた」とウィリアムズは述べている。まわりの世界の速度を遅くするために編み出した方法は、すばやくまばたきするか、電気をつけたり消したりするかだった。「ものすごく速くまばたきすると、人の行動は、昔のコマ数の少ない映画みたいに、調節できなくなったストロボの光をあてたみたいに見える」。「対象をそれぞれに、一つずつ消化しなければならない」というのは、軽い自閉症の成人J・G・T・ヴァン・ダーレンの言葉で、「変化が速すぎる世界」の論文に引用されている。ダーレンに言わせれば、極度に集中している時間は正常と思えない。「時間がどんどん流れ去っていくようだ」と語る。観察者にも、この時間は正常に見えない。ただ、ちがうのは、「自閉症でない人は、ぼくがのんびり生きていると思っている」ことだとダーレンは言う。

どちらの場合も、行動する自分は、観察者の目には、のろのろしているように見える。けれども、考える自分は、それとは反対に感じているだろう。

反応過剰と反応不足は一枚のコインの表と裏なのかもしれないという考え方には、重要な意味がいくつかある。

まず一つは、薬の服用にまつわる。「強烈世界」の論文の執筆者は、「通常処方されている薬の大部分が、神経と認知の機能を高めようとするものである一方で、自閉症の脳には落ち着かせる必要がある。したがって、適切な機能性を回復させるために、認知機能の働きを抑える必要があるという結論が出た」と述べている。私自身の経験では、不安を抑えるために抗うつ薬――〈ゾロフト〉や〈プロザック〉など――を飲みはじめてから、気分が落ち着いて、社会的行動を学べるようになった。抗精神病薬のリスペリドン（商品名〈リスパダール〉）は、社会性障碍のおもな欠陥に直接影響を与えるわけではないが、攻撃性の原因になる苛立ちを減少させることが、いくつかの研究であきらかになっている。間接的には、社会性障碍を克服する手助けもするのだろう。不適切な行動を抑えることができるなら、少なくとも、人間関係がもっと豊かになり、まわりの世界とかかわるチャンスが生まれる*（処方薬でつねに言えることだが、何をするにも、まず医者に相談すること。量は慎重に決める。とくに子どもには、うっかりすると過剰投与になりやすい）。

もう一つの意味は、教育にまつわる。自閉症の人によく見られる症状の一つに、顔の表情を理解する能力が欠けているらしいことがある。それでも、一九九〇年代に行なわれた一連の研

*このテーマのくわしい説明については、私の著書『自閉症の才能開発』の6章「生化学を信じて」と、『自閉症感覚』の7章「薬物療法とバイオメディカル療法」を参照。

究で、自閉症スペクトラム障碍の子どもは、顔の表情をビデオでゆっくり見せたら、同じ年齢のふつうの子どもと同じくらいよく理解することがあきらかになった。「変化が速すぎる世界」の論文の執筆者は、目で見たり、耳で聞いたりする合図をゆっくり提示するソフトを開発した。自閉症スペクトラム障碍の被験者は、ゆっくりした身振りを見たり、音を聞いたりしたときに、身振りや音をまねしはじめた。一方、ふつうの被験者は、このような誘導に反応しなかったが、それは、こうした行動をとっくの昔に習得していたからだ。同様に、話す速度を遅くすると、自閉症スペクトラム障碍の被験者は意味を理解することが多くなった。

反応過剰と反応不足は一つの状態から生じる二つの異なる反応であると考えるのは、心の理論においても重要だろう。「強烈世界」の論文は、恐怖などの情動反応をつかさどる扁桃体が過剰な感覚刺激の影響を受けるなら、反社会的に見えるある種の反応は、実際には反社会的なのではないと唱えている。「人とうまくつき合えなかったり、引きこもったりするのは、共感の欠落や、相手の立場に立って考える能力の不足、情動性の欠落の結果として生じるのではなく、その正反対で、まわりの世界を、苦痛や嫌悪感を感じるほどではないとしても、強烈に感知してしまう結果として生じるのかもしれない」。はた目から見ると反社会的な行動は、ほんとうは、恐怖の表現なのかもしれない。

感覚処理問題を三つのサブタイプに分類する方法は、もはや、頼りにならないという印象を受ける。そこで、あるテーマについてよくわからないときに、私がかならず行なうことをしよう。わかっていることは何か、考えてみるのだ。感覚処理問題で私がわかっているのは、人間に五感があること。さっそく、感覚処理問題を五つの感覚それぞれについて見ていこう（症状の見つけ方や、症状をやわらげるための実用的なヒントは、章末の付録を参照）。

視覚の問題

私の視覚処理は、どちらかと言えば、ほかの人よりすぐれている。それが、目の働きのおかげなのか、それとも、目から送られてくる信号を解釈する脳の働きのおかげなのかは、わからない。六十五のこの歳で、まだ老眼鏡なしで新聞が読める（薄暗いレストランのメニューや細かい字で印刷された名刺は見づらくなってきたけれど）。会議で退屈すると、絨毯の繊維を見て気をまぎらす。夜間視力もとてもいいから、車のヘッドライトをつけ忘れていることがある。

これは、私の視覚が環境の変化に動じないほどタフだという意味ではない。[13] 疲れてくると、街灯のまわりに光の輪が見えたり、旧式のブラウン管方式のコンピューターの画面がちらついたりする。高速道路で車線を変更するときには、じゅうぶんな間隔があるか、念を入れてたしかめなければならない。頭を動かさないようにして目でペンを追うという眼科の検査は苦手だ。私の目玉はがたがた動いて、なめらかにたどれないと療法士に言われる。

その反対の極端な例に、自閉症の著述家ドナ・ウィリアムズのような視覚処理問題がある。ウィリアムズは著書で次のように述べている。「光の反射、つまり輝きは、音で言えば騒音の反響のようなもので、視覚刺激が過剰になるおもな原因だ。こうしたものに敏感な人にとっては、閃光を浴びせられるような視覚効果がある。ほかのものに注意をはらうさまたげになるが、輝きで人や物が切り刻まれたように見える視覚効果が生まれることもある」[14]。自閉症をもち、自立支援活動の精力的な推進者でもあるトマス・マッキーンは、この症状を「ピカソ視覚」[15]と呼び、「壊れたガラスやひびの入った鏡を通して見ている」みたいだと語る。

もっと日常的なレベルでは、私は、アーレン症候群の学生をよく見かける。アーレン症候群は、アメリカの療法士ヘレン・アーレンにちなんで名づけられた。アーレンは、色つきの紙やレンズを使うと、ある種の書字障碍や読字障碍が軽減されるか解消されることを発見した*。白い紙は明るさに敏感な視覚系を強く刺激し、一方、色つきの紙に反射したり、色つきのレンズを通過したりする光の波長は、視覚系を落ち着かせるというのだ。

アーレン症候群が軽い――たとえば、疲れたときに印字が少し揺れて見える――場合は、学業に影響をおよぼすことはないだろう。色つきのレンズが、電子書籍リーダーのコントラストを下げるのと同じように、目の疲れをふせいでくれる。重症のアーレン症候群――印字がぼやけたり、単語が動いて見えたり、下線が消えたりする――は学業の大きなさまたげになるが、その場合も色つきの紙やレンズが役に立った例もある。

ときには、設計の宿題で四苦八苦する学生がいる。提出してきた作図には、なめらかな弧でなく、波のようなぐにゃぐにゃした曲線が図面いっぱいに描かれていることもある。私は、まず、学生相談室に行くように勧めるが、学生は、ときには、どういうわけか行きたがらない。よし、わかった。それなら、コピー屋に行きなさいと私は言う。パステルカラーのありとあらゆる色の紙に本をコピーしてみて、文字がよく見える色を見つけなさいと言うのだ。それはベージュかもしれない。ラベンダー色かもしれない。いちばんよく見える色が一つあるだろう。

また、私は学生に、ドラッグストアに行って、さまざまな色のサングラスをかけてみなさいと言う。ここでも同じ法則があてはまる。正しい色を見つけること。「かっこいいのじゃありませんよ。効き目があるのにしなさい」と私は学生に言う。ある日、ピンク色がかったサングラスをかけるようになった学生が駆け寄ってきて、うれしそうに言った。「先生、経済のテストがAだったんですよ」。なぜAが取れたのか。パワーポイントのスライドが揺れて見えることがなくなり、教授がグラフに書いた数字がついに読めるようになったからだ。ベージュの紙を使わなかったばっかりに、あるいはコンピューターの背景をラベンダー色にしなかったばっかりに、落第するなんて、じつにばかばかしい。

サングラスをかけてみるのは、なんぼのものでもない。失うものは何もなく、得るものは大きい。四歳の女の子が、ディズニーランドで親に買ってもらったピンク色のサングラスをかけたら、それまではスーパーマーケットに五分といられなかったのが、一時間もいられるようになった。子どもを買い物に連れて行けるとしたら、親にとっては大きな収穫だ。

*アーレン・ミアーズ症候群と呼ばれることもある。アーレンが研究を行なっていたのと同じころ、オリーヴ・ミアーズというニュージーランドの教師が、白い紙に印刷された黒い文字を見るときに生じる問題を説明した。

聴覚の問題

長年のあいだに、聴覚処理でもっともよく見られる問題を四つ見つけた。

●言語情報の入力問題

この問題の一つに、無声子音（c、f、h、k、p、s、tなど）が聞きとれないタイプがある。私は、子どものころ、無声子音をうまく聞きわけられなかった。「cat」も「hat」も「pat」も同じ単語に聞こえた。こうした子音は音が短く、速く発音されるからだ。私は、その状況で意味が通じそうな言葉を考えて、どれが最適なのか目星をつけていた。この話は、先に述べた「変化が速すぎる世界」の論文の仮説にぴたりとあてはまる。この問題のもう一つのタイプは、単語が聞こえても、意味を結びつけられない。ドナ・ウィリアムズが「意味盲目」と呼ぶ症状だ。

●言語情報の出力問題

私はこの問題を「激しい吃音」と呼ぶ。私も子どものころは、人がゆっくり話す言葉は理解できたのだが、自分の言葉を口にすることができなかった。言語療法士が提案した解決策は、「変化が速すぎる世界」の論文に示されているものと同じ。速度を遅くするのだ。

●注意の切り替えが遅い

私は、ある音が気になったら、その音をさておいて次の音に移ることがうまくできない。講演の最中に携帯電話が鳴ったら、思考の流れがぷつんと途切れてしまう。呼び出し音が私の注意をわしづかみにするのだ。そして、注意をもとにもどすのが、たいていの人より遅い。

●音に対する過敏性

インターネットを見ると、ありとあらゆる大きな音や突然の音――風船やサイレン、花火など――の問題に対する自閉症の人の証言があふれている。問題になる音の中には、ごくありふれていると思われているものもある。「麺類をかきまわす音が我慢できない（びしゃびしゃという音を聞くとぞっとする）」[16]。過敏性は、ときには特定の音ではなく、大量の音と関係する。「話しかけてくる人に、もう一度言ってと何回も頼まくちゃならないのは、車が通りすぎる音や犬が三ブロック先で吠える声、虫が耳のそばでぶんぶんうなる音がじゃまをするからだ[17]」

以上は、私が出会ったもっともよく見られる聴覚処理問題だが、さらに特化された問題はもっとある。たとえば、私は、エコラリア〔反響言語。いわゆるオウム返し〕の子どもをたくさん見てきた。子どもたちは、テレビのコマーシャルのセリフを一言一句たがわずにべらべらしゃべる。発話には問題がないところが、言葉が何を意味するのか、まったくわかっていない。たいていの場合、言葉に意味があるということさえ理解していない。意味は声の調子で示されると思っている。この症状を、私が子どものころにかかえていた問題とくらべてみよう。私は言葉が何を意味するのか理解していたが、口から出てこなかった。じつは、現在、脳スキャンを使ってこの二つのタイプの症状を比較する研究に取り組んでいるところだ。

聴覚処理問題は、どんな形にしろ、自閉症をもつ人にことのほか多く見られるようだ。

二〇〇三年に行なわれた研究[18]では、発話に似た音に反応する脳の活性化を、自閉症の人五人と対照被験者八人について比較した。自閉症の被験者は、おおむね、言語野で活性化が少なかった。二〇〇三年に行なわれたもう一つの研究[19]では、反復する一連の音の微妙な変化に対する反応――ミスマッチフィールド（ＭＭＦ）――を、自閉症の人十四人と対照被験者十人について比較した。脳磁気図（ＭＥＧ）を調べたところ、おおむね、対照被験者の脳は変化を感知していたのに対して、自閉症の人の脳は感知していなかった。

じつにやっかいなことに、自閉症の人は聴覚刺激を視覚刺激と混同しているようだ。ふつうの人は、音や声を聞いているときには、脳の視覚野の活動が低下する。ところが、機能的ＭＲＩを使った二〇一二年の研究[20]では、自閉症の人は、音の刺激を受けているときに、視覚野がふつうの人より活性化しつづけていた。ということは、音を聞きとろうと耳をすましているときでさえ、視覚刺激に気をとられて頭が混乱しているのだ。

けれども希望はある。しかも、それは自閉症の人にかぎらない。歌の治療効果が注目されるようになってきたのだ。話すことを歌で子どもに教えたという話は、親や教師からたびたび聞く。この関係に科学的な根拠はあるのだろうか。

健康な脳では、言語と音楽をつかさどっていると思われる部位がかなり重複している。音楽に対しては、言葉を話さない自閉症の人でさえ、強い反応を示すことが、以前から指摘されていた。[21]二〇一二年に、ニューヨークのコロンビア大学医療センターでジョイ・ハーシュ（２章で登場した研究者）が主導した研究[22]では、六歳から二十二歳までの言葉を話さない自閉症の被験者三十六人と、四歳から十八歳までの自閉症でない対照被験者二十一人の脳を比較した。機能的MRI、機能的接続性MRI、DTIでスキャンしたところ、発話刺激を与えているあいだ、自閉症の人は、言語と密接にかかわっている左下前頭回の活性化が対照被験者より少なかった。ところが、歌の刺激を与えているときには、同じ部位の活性化が対照被験者より多かった。

自閉症の被験者に音楽療法を使うことに関する研究は、つい最近まで、ほとんど行なわれてこなかった──言葉を話さない自閉症の人に、音楽療法を使って発話の手助けをする研究など、言うまでもない。二〇〇五年に行なわれた研究[23]では、二歳から四十九歳までの自閉症の人四十人に二年間の音楽療法を受けてもらった。その結果、四十人は全員、言語とコミュニケーションで改善が見られ、さらに、行動や心理社会性、認知、音楽、知覚・運動のスキルも改善した。四十人全員の親や介助者も、改善は発話だけでなく、生活のほかの分野でも見られたと報告している。

二〇一〇年に発表された論文[24]の執筆者は、次のように結んでいる。「音楽にもとづく介入は理論的な裏づけもあるが、まだ、あまり活用されていない。音楽を聴いたり、歌を歌ったり、楽器を演奏したりするのは、自閉症をもつ人の相対的な強みであることがわかっているため、これは残念だ。とりわけ、発話をうながすための音楽療法の効果や、集中的なプログラムを行なえば脳に可塑的な変化を起こせるのかどうかを体系的に調査する研究は、まったく行なわれていない。過去や現在の研究にもとづいて、自閉症のこのような特化された治療が近い将来開発されることを望む」

執筆者の一人で、ハーバード大学医科大学院神経学科付属の音楽・脳画像研究所のキャサリン・Y・ワンは、特化された治療を望むだけでなく、治療法の開発に乗り出した。療法は聴覚―運動マッピング訓練（AMMT）と呼ばれ、調律された電子ドラムパッドをたたきながらさまざまな高さの声で話すという体験をさせて、発話を直接うながす。ワンは、二〇一一年に発表した論文で[25]「療法士は、調律されたドラムをたたきながら、単語や語句をその音程に合わせて歌うように唱え、患者はそれに唱和する」と述べている。論文の報告によると、一回四十五分の訓練を週に五回、八週間行なったところ、五歳から九歳までの言葉を話さない子ども六人が「単語や語句を明確に発音する能力で大幅な改善を見せ、さらに、この能力を一般化し、訓練には入っていなかった単語や語句も明確に発音できるようになった」。

論文は、現在使われているこの手の介入の事例は「きわめて限定されている」と予想通りではあるが痛切な結論を述べている。つまり、音楽療法を行なえば、言葉を話さない自閉症の子どものコミュニケーションが促進されるという、決定的な科学的証拠はないのだ。それでも、長年にわたって教師や親から聞いてきた事例証拠は正しいと、私は確信している。

触覚の問題

私は、不安とパニックに対処するために締めつけ機〔38ページ訳注参照〕を発明する必要を感じていたくらいだから、触覚感受性で大きな問題をかかえているのはあきらかだ。これについては、ほかの著書でも大きく取りあげてきた。けれども、私の触覚処理問題は、まだある。衣服の肌触りが悪いと頭が変になりそうになる。一般向けの講演会では、聴衆の方からTシャツをたくさんいただく。Tシャツは、たとえ綿一〇〇パーセントで、洗濯して生地をやわらかくしていても、ヒリヒリするものもあれば、しないものもある。そのちがいは、信じられないかもしれないが、生地の織りか綿の種類にある。

触覚体験では、ほかにどんな問題が生じるのだろう。聞いて驚くような話がある。インターネットの自閉症専門サイト、ロング・プラネット（wrongplanet.net〔英語のサイト〕）には、触覚について自閉症の人が投稿した話がいくつも出ている。たとえば――

●「ぬれた砂がどうしても我慢できない。無理やり浜辺に連れて行かれる休日は、ぼくにとって地獄だ」

●「やわらかいものに全然触れない。……ぬいぐるみのクマとか、とてもやわらかい毛布とか。とくに手が乾燥しているときはだめ。考えただけでも、言葉で言い表せないくらいぞっとする」（この人の解決策を実行したら、私はまったく気が変になるだろう。「見つけられるかぎり最高にごわごわしていて、織りの粗いシーツを使う」とは）

●「ぬれた砂、クリーム、タオルがだめ。全部がいっしょになったら最悪だ。日焼け止めローションを塗った肌に砂がかかって、ぬれたタオルで拭き取るなんて」

●「湿っている袖」

●「新聞紙の手触りが我慢できない――とっても小さいかけらが指先にくっつくような気がする」
●「スポンジのふわふわした感触がすごくいやだ。だけど、不思議なことに、昔はスポンジを食べるのが、とてもおもしろかった」
●「ゆったりしていない服を着たときはいつも、肌に触れている部分に小さい虫がはいずりまわっているような感じがする」
●「デニムのジーンズの風合いと感触がいやでいやで、たまらない。乾いていて、ヒリヒリする」
●「乾いている犬をぬれた手でなでること」
●「食洗機から出したばかりのコップ――キュッキュッと鳴る感じが不愉快」

嗅覚・味覚の問題

ある種のにおいがどうしても我慢できない人がいる。スーパーマーケットの洗剤売り場を歩いていると、においに圧倒される人もいる。本書の共著者リチャードの友人は、新聞のにおいで頭が痛くなる。子どものころは分厚い日曜版が怖くて、今では、新聞はインターネット版しか読まないそうだ。

ある種の味がどうしても我慢できない人もいる。毛嫌いするのは、舌触りに関係することが多い。私はぬるぬるしたものがだめだ。半熟卵のどろどろした白身なんて、いいいい、吐き気をもよおす

(味覚敏感性の問題と思われるものが、じつは聴覚処理の問題かもしれないこともある。ポテトチップスを噛みくだくときに頭に響く音が耐えられない人もいる)。

触覚敏感性と同様に、問題の引き金となるものの幅広さには驚かされる。

- 「ふやけた穀類や炭水化物は全部だめ」

- 「気の抜けた炭酸飲料――蓋を開けて一分以上たったら飲まない」

- 「タコスのスパイスのにおいをかぐと頭がくらくらする」

- 「これまでシーフードレストランで食事をしたことが一度もない。車でそばを通っただけで吐き気がする。においが我慢できない」

研究者は自己報告を信用しないかもしれないが、私に言わせれば、こうした発言は貴重な資料だ。発言に含まれている情報だけでなく、もっと大切な教訓がある。自閉症の症状が何を意味するのか知りたければ、自閉症の人の行動を通り越して、頭の中に入っていく必要がある、ということ。

でも、ちょっと待った。自閉症の診断は、行動にもとづいているのではないか。自閉症に対する取り組みは全体として、心の中で体験がどんなふうに感じられるか(考える自分)ではなく、外からどんなふうに見えるか(行動する自分)という視点から行なわれているのではないか。

その通り。だからこそ私は、自閉症の脳について考えなおす時が来ていると信じてやまないのだ。

感覚処理問題の傾向と対策

視覚処理問題

〈視覚処理問題がある人の行動と症状〉

- 目の近くで指をはじく。
- 読むときに首を傾ける。あるいは、横目で見る。
- 蛍光灯をいやがる（とくに周波数が五〇ヘルツから六〇ヘルツの蛍光灯でよく生じる）。
- エスカレーターを怖がる。乗り降りするときの足の出し方がわからない。
- 初めて訪れた家の階段をのぼるような、なじみのない状況を切り抜けるときに、やみくもに行動する。
- 印刷物を読んでいるときに字が揺れて見える。
- 夜間視力が劣る。夜間の運転をいやがる。
- 速い動きを嫌う。スーパーマーケットの自動ドアなど、速く（あるいは、いきなり）動くものを避ける。

●明暗の強いコントラストを嫌う。明るいコントラストの配色を避ける。

●多色のタイルの床や、格子状のものを嫌う。

〈視覚処理問題の対策〉

●蛍光灯のあるところなら、つばつきの帽子をかぶるか、窓のそばに座る。あるいは、旧式の白熱電球の照明器具をもってきて、自分専用にする。

●アーレン症候群用のアーレン眼鏡を手に入れるか、さまざまな淡い色のサングラスをかけてみる。

●読むものは、ベージュや水色、グレー、薄緑などのパステルカラーの紙に印刷してコントラストを弱くするか、色つきの透明なカバーを使う。

●コンピューターは、画面がちらつく旧式のデスクトップではなく、ノートパソコンかタブレットにする。背景を色つきにしてみる。

聴覚処理問題

〈聴覚処理問題がある人の行動と症状〉

●聴力は正常か正常に近いのに、聞こえていないように見えることがある。

● まわりが騒がしいとよく聞こえない。

● 無声子音がよく聞こえない。母音のほうが簡単に聞こえる。

● 大きな音がすると耳をふさぐ。

● 駅や競技場、音の大きい映画館など、騒がしい場所でたびたび癇癪を起こす。

● 煙感知器や爆竹、風船の割れる音、火災報知器など、ある種の音を聞くと耳が痛くなる。

● とくに刺激が過剰な場所にいるときに、音がまったく聞こえなくなったり、聞こえる音量が変わったりする。騒音は接続不良の携帯電話のような音がするのかもしれない。

● 音の発生源をうまく見つけられない。

〈聴覚処理問題の対策〉

● 騒がしい場所では耳栓をする（少なくとも一日の半分ははずして、聴覚がますます敏感にならないようにする）。

● 耳が痛くなる音を録音し、音量を下げて再生してみる。

● 大きな音は、くつろいでいて疲れていないときのほうが我慢しやすい。

● 大きな音は、自分で音を出せるときや、音が出るとわかっているときのほうが、我慢できる。

触覚敏感性

〈触覚敏感性がある人の行動と症状〉

●親しい人からでも、ハグされると身を引く。

●服を全部脱ぐ。あるいは、特定の素材の服しか着ない（ウールなどちくちくする素材は、たいていの問題の原因）。

●特定の素材や感触が我慢できない。

●重い枕や絨毯の下にもぐりこんだり、体に毛布を巻きつけたり、せまい場所（たとえば、ベッドのマットレスと台のあいだ）に入りこんだりして、じわじわと圧力を感じる刺激を求める。

●軽く触れられただけで、キレたり、癇癪を起こしたりする。

〈触覚敏感性問題の対策〉

●じわじわと圧力をかけると触覚が鈍くなることがある。マッサージは、思いやりを教える役にも立つ。自閉症の人のほとんどが、加重ベストを着たり、重いクッションの下にもぐりこんだり、しっかりしたマッサージを受けたりして、触覚を鈍らせると、ハグされることに耐えられるようになる。

●ちくちく、ヒリヒリする衣類に対する感受性を鈍くするのは困難だが、新しい衣類はすべて、肌に触れる前に何回か洗濯する。タグを全部取り除く。下着を裏返しに着る（継ぎ目が肌に触れないように)。

●診察に対する敏感性は、ときには、診察で触れられる部分にじわじわと圧力をかけると、鈍くすることができる。

嗅覚と味覚の敏感性

〈嗅覚の感受性が鋭い人の行動〉

●特定の物質やにおいを避ける。

●特定の強烈なにおいに惹かれる。

●何らかのにおいをかぐと癇癪を起こす。

〈味覚の感受性が鋭い人の行動〉

●特定の食べ物しか食べない。

●特定の舌触りの食べ物を避ける。

〈嗅覚・味覚の敏感性問題の対策〉

こんな笑い話がある。男が診察室に入ってきて、手を頭の上にあげて言った。「先生、こうすると痛いんです」。すると医者は言った。「だったら、そんなことするな」

この話は、嗅覚と味覚の問題について私が言いたいことをよく言い表している。いやだったら、やめよう。惹きつけられているにおいが、人のいやがるような、たとえば排泄物なんかのにおいだったら、心地よくて強いにおいを出すものに替えて試してみよう。ペパーミントなどアロマセラピーで使われるような香りがよい。

第２部

「弱点」から
「強み」へ

5章 「診断名」の限界

私はジャックから目が離せなかった。ジャックは十歳で、これまでにスキーのレッスンを受けたのは、たったの三回。私は高校生で、三年間レッスンを受けていた。それでも、スロープで自分を追い越していくジャックの後ろ姿を眺めるしかなかった。ジャックは華麗にシュテムターンをやってのけ、なんと一メートル二〇センチの高さから楽々とジャンプする。それにひきかえ私は、苦労したすえにターンがまだ一回成功しただけで、ジャンプは挑戦するたびにかならずころび、そのうち怖くなってしまった。

ジャックのどこが、あんなに特別だったのだろう。

どこでもない。特別だったのは、ジャックではなく私——私と自閉症だ。私の自閉症と運動音痴の関係は、今にして思えば一目瞭然。でも、あのころの私にはわからなかった。四十代になって脳スキャンを受け、協調運動をつかさどる小脳がふつうの人より二〇パーセントも小さいことがわかって、ようやく自閉症と運動音痴が結びついた。そのとき、すっかり納得したのだ。スキーでころばずにすべることができない原因は……。

原因は何だろう。自閉症だからか。それとも、小脳が小さいからか。

どちらの答えも正解。でも、どっちの答えが役に立つのか。それは、何を知りたいかによる。診断名をつけたいのなら、つまり一般的な意味で自分という人間を理解する手がかりを探しているのなら、「自閉症だから」という答えでじゅうぶんだろう。だけど、どうしてそんなふうになったのか具体的に知りたいのなら——症状の生物学的起源を探しているのなら——もっと適切な答えは、当然、「小脳が小さいから」。

この相違は重要だ。診断名と原因の相違。

自閉症スペクトラム指数（ＡＱ）

前の章で感覚処理問題について調べているうちに、診断名の限界について考えるようになった。そして、二つの異なる診断名——感覚刺激に対する反応不足と反応過剰——が同じ状態を述べている場合があることに気づいた。情報過多だ。診断名は役に立つかもしれないが、スキーの例で見たように、役に立つかどうかは、何を知りたいかによる。行動がはた目にどんなふうに見えるのかを知りたいのか。それとも、その体験が心の中でどんなふうに感じられているのかを知りたいのか。一連の症状の説明がほしいのであれば、診断名。特定の症状の出どころを知りたいのであれば、原因。

私のもとには、こんなふうに言う親がひっきりなしに訪ねてくる。「うちの子は、最初は高機能自閉症と診断されました。次に、ADHDって言われて、それから、アスペルガーだって言われました。ほんとうは何なのでしょう」。親の苛立ちはよくわかる。診断名にとらわれて考える人だらけの医療制度に振りまわされているのだ。だが、親も医療制度の一端であることに変わりない。こんなふうに私に尋ねる親がいる。「ただ一つ、自閉症の子どもがするべきいちばん大切なことって何でしょう」とか「行儀の悪い子に、何をすればいいのでしょうか」など。それって、どういう意味?

この手の考え方を、私は診断名にとらわれていると言う。物事を指す言葉が何かということにこだわるあまり、物事自体が見えなくなってしまっている。このように診断名にとらわれる考え方は、あちこちで見かけてきた。家畜飼育係だったら、私にこう言うかもしれない。「馬の気性が荒いんです。どうすればいいでしょう」。動物の行動に関する私の本を読んだ人は、「うちの犬が変なんです。どうしたらいいでしょう」と尋ねるだろう。それなら、まず、「気性が荒い」とか「変」というのが、それぞれの場合でどういう意味なのか説明してほしい。手がかりを与えてくれなければ、考えようがない。犬は知らない人の手に咬みつこうとするのだろうか。それとも、うれしくてたまらないから、人に飛びつくのだろうか。

こういうときには、私はいつも同じ返事をする。「診断名が何なのか心配することはありません。何について困っているのか話してください。特定の症状の話をしましょう」

助言を求める親に私が最初に尋ねるのは、「お子さんはいくつですか」。三歳の子どもと十六歳のティーンエイジャーでは、勧めることがまったくちがう。

次に「お子さんはしゃべりますか」と尋ねる。言葉を話さないのであれば、「まず教えてみて、経過を見ましょう」と言い、話すのなら、「上手に話しますか」と尋ねる。説明が曖昧《あいまい》なら、「例をあげてください」と言う。私が知りたいのは、子どもが文法的に正しい完全な文で話すのかどうかだ。一語文しか話さないのか。発音は正確か。それとも、私の子どものころのように、「ボール」を「ブー」と言うのか。

子どもは会話ができるのか。ファストフードのカウンターで注文を伝えられるのか。会話ができないのであれば、まっ先にするべきは、社会的スキルを教えること。順番を守ったり、「どうぞ」や「ありがとう」と言ったりすることから始める。

友だちをつくるのが苦手なのか。学校に行っているのか。好きな科目はあるのか。

質問は、ときには、延々と続く。もちろん、これはだれにでも――自閉症であっても、なくても――ありうる。私たちはみな、一人ひとりの人間だ。だれでも、さまざまなスキルや癖、好み、限界をもっている。どこもかしこも「ふつうの脳」とは、どういう脳だろう。あらゆる点で平均的な脳、神経の接続の数や、扁桃体や小脳の大きさ、脳梁の長さがすべて平均的な脳とは。

たぶん、かなり退屈な脳になるだろう。

いろいろな相違があるから、私たちはそれぞれに個性をもつ人間なのだ――基準にあてはまらず、脳にもちがいがある。脳梁を見てみよう。脳梁は、左脳と右脳をつなぐ神経のケーブルの束だ。私はケーブルがふつうの人よりたくさんあるが、ケーブルが私より多い人もいれば、少ない人もいるだろうし、ふつうの人や、ふつうより少ない人もいるだろう。私の脳の言語回路はふつうの脳より多く枝分かれしているが、言語回路が枝分かれする程度もまた、小から大までの連続体《スペクトラム》に沿って存在する。たぶん私のスキーの腕に影響を与えている小脳の大きさも、連続体だ。ゲノムにあるデノボのコピー数はどうだろう。コピー数多型は染色体上のどこにあるのだろう。どれもこれも連続体だ。そのうち、自閉症に関係する遺伝子変異のあれやこれやがどの程度なら正常なバリアントと言えるのか、という疑問が出されるのではないか。脳の中にあるものすべて、ゲノムの中にあるものすべてが、一つの大きな連続体なのだ。

一九九四年にDSM-Ⅳにアスペルガー症候群が加えられて、自閉症のスペクトラムという考え方が世間で通用するようになったが、「スペクトラム上にある」という言葉自体の意味は長年のあいだに変わってきた。二〇一一年に『ネイチャー』誌に掲載されたある論文は「科学界では、自閉症のある種の形質——社会性の困難、狭い関心、コミュニケーションにまつわる問題——が一般集団全体にわたる連続体を形成し、自閉症が連続体の一方の端にあることを認めている人は、少なくない」[1]と報告している。

つまり、だれもが、自閉症スペクトラム障碍でなくても、「スペクトラム上にある」ということだ。

この考え方を世間に広めたのは、イギリスの心理学者サイモン・バロン＝コーエン。ケンブリッジ大学自閉症研究センターのバロン＝コーエンのチームは、二〇〇一年に自閉症スペクトラム指数（ＡＱ）自己診断テスト[2]を開発した。自分が自閉症スペクトラムにあてはまるのかどうかちょっと調べてみようと、インターネットでＡＱテストを受ける人もいる。アスペルガー症候群か高機能自閉症にあたるのかどうか、知りたいのだろう。あるいは、もっと目立つようになったら、こうした診断名の一つをつけられるような形質をもっているのかどうか、知りたいのかもしれない。

　ともかく、ＡＱテストのおかげで、大勢の人が自閉症の行動について新しい考え方をするようになった――自閉症の人の行動はもちろん、自閉症でない人の行動についても。自分自身の行動。隣人や同僚、気味の悪いほど几帳面に切手蒐集をしている変わり者のネッドおじさんの行動。以前は風変わりに、あるいは、おそらくはなはだしく奇妙に見えた行動のわけが、ようやく納得できたのだ。

　テストには五十の設問がある（巻末付録を参照）。各設問で、「あてはまる（そうである）」から「あてはまらない（そうでない）」までの四つの回答から一つを選ぶ。「パーティーなどよりも、図書館に行くほうが好きだ」に「あてはまる」のなら、ひょっとして自閉症の傾向があるのかもしれない。「モノよりも人間のほうに魅力を感じる」に「あてはまる」のは、たぶん、ふつうの脳の傾向性があるのだろう。バロン＝コーエンのチームがこのテストを臨床現場で行なったところ、対照被験者の平均点は五十点満点の十六・四点だったが、自閉症あるいは関連疾患をもつと診断された人の八〇パーセントが三十二点以上をとった。では、三十三点だったら、自閉症になるのだろうか。かならずしもそうではない。三十六点なら、三十九点なら、どうだろう。分かれ目はどこにあるのか。

診断名にとらわれない

診断名にこだわる人は答えを知りたがる。

この手の考え方は、大きな被害を招きかねない。診断名で自分という人間を決めつけてしまう人もいる。ハンディキャップ心理と私が呼ぶものに、たやすく陥りかねない。たとえば、アスペルガー症候群と診断されたら、「何のために生きているんだ」とか「絶対に仕事を続けられない」と考えてしまう。そうすると、人生は、自分ができること、あるいはとにかく何とか努力すれば改善できることではなく、できないことを中心にまわりはじめる。

診断名にとらわれた考え方は、逆の道もたどる。診断名を与えられて、自分はほっとするかもしれないが、人から診断名で決めつけられるのが心配になる。上司にどう思われるだろう。同僚は、愛する人たちは、どう思うか。シリコンバレーのＩＴ関連企業に勤めている人の半分は、診察を受けたらアスペルガー症候群と診断されるだろうが、かたくなに診断を避けている。私はそういう会社に行って、従業員を間近に見たことがある。私のホームページの閲覧者は、シリコンバレーやＩＴ企業が集中している地域の住人が少なくない。一世代前だったら、こうした人びとは、すばらしく才能に恵まれていると見なされただろう。ところが今では、診断名をつけられたら施設に入れられてしまうかもしれないのだから、何としてでもそんなことにはならないようにするだろう。

　診断名にとらわれた考え方は、治療にも影響を与えかねない。たとえば、ある医者は、自閉症の子どもがお腹をこわしたときに、「ほう、自閉症か。それがいけないんだ」と言った――そして、何も手当をしなかった。ばかばかしいことだ。消化器系疾患が自閉症の人によく見られるからといって、消化器系疾患自体が治療できないということにはならない[3]。お腹をこわした子どもを救いたければ、食事の話をすること。自閉症の話ではない。

　さらに、診断名にとらわれた考え方は、研究にも影響をおよぼしかねない。自閉症の人の視覚について行なわれたある研究は、次のような結論を出している。「この分野の呪いの一つは、エラーバー〔折れ線グラフなどで誤差範囲を示す縦線〕の大きさだ。対照被験者と比較した自閉症スペクトラム障碍のデータでは、つねにエラーバーの大きさが少なくとも二倍はあるように見える」[4]。エラーバーの大きさが対照被験者の二倍とは。それこそ、調査対象自体に大きな差異があることを物語っている――母集団の中にサブグループがあるため、サブグループを見つけて、分ける必要があるということ。アーレン症候群の人と横目で見る人を同じ対照群に放りこめば、結局は、リンゴとミカンをひとくくりにして比べるような無茶な比較をすることになる。エラーバーは呪いではない。研究者がみずから作り出して、自分たちの通り道に置いた障害物だ。

　同じことが言えるのは、感覚処理問題の対処法、たとえば加重ベストやアーレン眼鏡が自閉症の人に効果がないという結論を出す研究だ。私はこうした研究論文を読んで、「でも、加重ベストに効果があるのは、この目で何度も何度も見てきたじゃない」と心の中でつぶやいたものだ。そして、気がついた。研究にまつわる問題は、自閉症の人のだれもかれもが同じ感覚処理問題をかかえているわけではないということ。自閉症の人が二十人いるなら、淡い色のサングラスや加重ベストが役に立つのは、おそらく、三人か四人だろう。それで研究者は「ほら、ご覧なさい。こういう手立ては、自閉症の人の一五パーセントから二〇パーセントにしか役に立たないんですね」と言う。だから、何がいけないというのだろう。この結果は、色つきの眼鏡が自閉症に効果がないと言っているのではない。色つきの眼鏡は、ある種の独特の視覚処理問題をもつ自閉症の人には、たしかに効果があると言っているのだ。自閉症の母集団のサブグループに役に立つのだ。

DSM-5の新ガイドライン

私は診断名を使うべきでないと言っているのではない。もちろん、使うべきだ。レオ・カナーがつけた診断名がなかったら、自閉症は診断されることも治療されることもなく、見すごされるばかりだっただろう。診断名はきわめて重要だったし、これからも、きわめて重要であることに変わりない。薬や教育、保険金、社会福祉などの手続きに必要だ。自閉症の研究者なら、自閉症の被験者だけを対照被験者と比較するのが理にかなっている場合もある。だが、そうでないときもある。自閉症は万全の診断名ではないからだ。

アメリカ精神医学会が自閉症をどう定義しようと、診断が正確でないのはまぬかれないだろう。それが、スペクトラムというものの本質だ。精神医学会が編纂している解説書DSMでは、診断名がないという問題点を、DSM-Ⅲで初めて正式な基準をもうけて正そうとした。自閉症と自閉症関連疾患の診断が正確でないという問題点は、あとに続く改訂版で正そうとしてきた。残念ながら、最新の努力の成果——DSM-5——は、混乱の解消にあまり役立ちそうにない。いくつかの点で、事態はますますややこしくなるだろう。

DSM-Ⅳでは、自閉症の診断は、三組モデルと呼ばれる次の三つの基準にもとづく。

● 対人的相互反応における質的な障害
● 意思伝達の質的な障害
● 行動、興味および活動の限定され、反復的で、常同的な様式

〔『DSM-Ⅳ精神疾患の診断・統計マニュアル』高橋三郎ほか訳、医学書院、一九九六年〕

最初の二つは、どちらも対人関係の問題にかかわっていることから、似ているように見えるかもしれない。たしかに、これが、DSM-5でこの二つを一つにまとめた表向きの弁明だ。DSM-5の神経発達部門の責任者は、二〇一〇年に連邦政府の省庁間自閉症調整委員会でプレゼンテーションを行なったときに、次のように述べた。「コミュニケーションの障碍は社会性の障碍と密接にかかわっている。両者は一群の症状の『表れ』で、しばしば異なる状況で見

られる」[5]。その結果、ＤＳＭ－５では、次の二つの基準、つまり二組モデルが使われる。

●社会的コミュニケーションおよび対人的相互作用における持続性の障碍。
●行動、関心、活動の限定された、反復的なパターン。

精神医学会が三組モデルから二組モデルへの変更を考慮したわけは、わかる。社会性障碍を行動性障碍から切り離すという考え方には、たしかに科学的な根拠があり、この二つの領域は、実際に、生物学的に異なる。マウスを使った実験[6]で、抗精神病薬のリスペリドンが社会的行動には影響をおよぼさないが、固着行動に影響をおよぼすことがあきらかになっている――おそらくマウスを落ち着かせるのだろう。逆に、訓練では、社会的行動は改善されたが、固着行動は改善されなかった。こうした結果を見ただけでも、常同行動と社会性の問題が脳のべつのシステムにかかわっていることがわかる。だから、二つのシステムの区別を認める二組モデルは、たしかに理にかなっている。

ＤＳＭ－５の診断基準で科学的と言えないのは、対人的相互作用と社会的コミュニケーションをひとまとめにしてしまったところだ。対人的相互作用は、ほかの人といっしょにいるときに発生する非言語的行動――アイコンタクトやほほえみなど――におもに関係する。社会的コミュニケーションは、会話をする言語的あるいは非言語的能力――考えや関心を分かち合うなど――におもに関係する。対人的相互作用の障碍と社会的コミュニケーションの障碍は、ほんとうに脳の一つの領域に起因するのだろうか。言葉を口にすることができない障碍と、文法や統語法〔文章が文法的に正しくなるように単語をつなげる（構文の）能力〕の障碍（特異的言語障碍あるいは統語論的・意味論的障碍）は、ほんとうに、脳の同じ場所から生じているのだろうか。異常な強弱で話す傾向と、会話中に社会的に不適切な反応をする（語用論〔言語使用の社会的文脈に関する領域〕的言語障碍あるいは意味論的・語用論的障碍）傾向は、同じ原因から生じているのだろうか。言語をあやつる能力と社会的意識は、神経学的見地から、密接にかかわっていると言えるのだろうか。私には、そうは思えない——疑問をいだいているのは私だけでない。

　DSM-5の二組モデルには、脳画像のデータにもとづく根拠があるのかどうかを判定するために、機能的MRIとDTIを使った研究二百件以上の調査が行なわれ、その結果が二〇一一年に『ジャーナル・オブ・オーティズム・アンド・ディベロップメンタル・ディスオーダーズ〔自閉症・発達障碍ジャーナル〕』誌に掲載された。[7] 論文の結論は、「わずかに部分的に」だった。脳画像は、行動とコミュニケーションを二つのカテゴリーに分けるのが正しいことを裏づけていた。ここまでは、驚くにあたらない。ところが、コミュニケーションを、DSM-Ⅳとまったく同じように、さらに二つのカテゴリーに分けるのが正しいことも裏づけていたのだ——DSM-Ⅳのように二つだけにする必要はないが。

　さらに、DSM-5では、診断名に該当する範囲自体も変わっている。DSM-Ⅳでは、自閉症関連のカテゴリーは広汎性発達障碍（PDD）で、それには、次の診断名があった。*←

●自閉性障害（「典型的な」自閉症）
●アスペルガー障害・特定不能の広汎性発達障害（非定型自閉症を含む）

〔同訳書〕

ＤＳＭ－５では、診断名が一つになる。

●自閉症スペクトラム障碍

それでは、あとのアスペルガー症候群と特定不能の広汎性発達障碍（ＰＤＤ－ＮＯＳ）は、どうなるのだろう。一つずつ見ていこう。

アスペルガー症候群はどうなるのか

アスペルガー症候群と自閉症の大きなちがいは、言葉の遅れだ。ＤＳＭ－Ⅳでは、私のように子どものころに言葉の遅れがあったら、自閉症と診断される（もちろん、ほかにも必要な基準を満たしているとして）。言葉に遅れがなければ、アスペルガー症候群と診断される。ＤＳＭ－５では、すでに自閉症と診断されている人は、自閉症のままだ。また、ＤＳＭ－Ⅳなら、自閉症ではなくアスペルガー症候群とされる人の中から、言葉の遅れ以外の診断基準がすべてあてはまるまるという理由だけで、自閉症スペクトラム障碍と診断される人が出てくるだろう。

それでは、新しい二組基準の半分しかあてはまらない——社会的コミュニケーションと対人的相互作用に障碍があっても、常同行動や強い限定的な関心にはあてはまらない——アスペルガー症候群の人は、どうなるのだろう。まったくべつのサブカテゴリーに入れられかねない。コミュニケーション障碍だ。厳密に言えば、DSM-5で新しくもうけられた診断名、社会的コミュニケーション障碍とされる。基本的には、常同行動と強い関心のない自閉症だ。こんな診断名は、はっきり言ってナンセンスだ（私の考えでは、社会性障碍は自閉症のまさに核心だ——常同行動以上に）。自閉症という診断名とはべつに社会性障碍という診断名をもうけるなんて、自閉症なのに自閉症という診断名をつけないようなもので、じつにおかしい。

DSM-Ⅳならアスペルガー症候群と診断される人が、DSM-5では、少なくとも公的には、神経発達障碍のカテゴリーにまったく入らなくなるかもしれない。「破壊的、衝動統制および素行の障碍」という、まったくべつのカテゴリーに入れられかねない。決定は最終的には、個々の医者の意見でくだされる——そんなの科学とは思えないと言うのなら、同感だ。

第一に、私は、生物学者として、この診断のカテゴリー全体が科学的に疑わしいと思う。「破壊的、衝動統制および素行の障碍」というカテゴリーには六つの診断名が入っている。私にわ

＊レット障碍、小児期崩壊性障碍も含まれたが、ここでは除外する。

かるかぎりでは、何らかの科学的根拠があるのは、一つしかない。間歇《かんけつ》性爆発性障碍だ。[8] 脳で前頭葉から扁桃体へのトップダウンの管理が欠落している人が、仕事をクビになったり、警察のお世話になったりするような大爆発を起こす傾向があることは、脳画像からあきらかになっている。では、そのほかの診断名はどうだろう。「そういう診断名を与えておけば、自閉症スペクトラム障碍の援助をしなくてすむし、あとは警察に任せればいい」という強硬な意見のにおいがする。DSM-5は、このカテゴリーを「ムショ送り」と名づけているようなものだ。

第二に、「破壊的、衝動統制および素行の障碍」に入っている診断名は、才能に恵まれていても不満を感じている人――好意的でない環境で苦労している典型的なアスペルガー症候群や高機能自閉症の人たち――を見すごしている。たとえば、反抗挑戦性障碍はDSM-IVでは「その行動が同じような発達段階にある者で典型的にみられるよりも頻繁に起こり、より重大な結果をもたらし、社会的、学業的、職業的機能の著しい障害をもたらす場合にのみ……診断が考慮されるべきである」〔同訳書〕と説明されている。小学三年生で高校の数学の教科書が読める子どもに初歩的な算数のドリルを何回も何回もやらせたら、子どもは反抗的に、挑戦的になるだろう――すっかり退屈しているのだから。

どうしてそんなことがわかるのかというと、そういう例を見てきたからだ――学校で行動に深刻な問題があると考えられていた子どもが、数学のレベルを能力に合わせたところ、行動が正常になり、高い成果をあげ、熱心に勉強した――たぶん模範生にまでなっただろう。

そして、ここでもまた、診断名にとらわれた考え方の限界と、危険性すらまのあたりにする

――行動がはた目にどんなふうに見えるのかということと、心の中でどんなふうに感じているのかということのちがい。

特定不能の広汎性発達障碍はどうなるのかというと、DSM-Ⅳでは、この何でもありの診断名を使って、非定型自閉症も含めて、いくつかの症例を説明している。「発症年齢が遅いこと、非定型の症状、または閾値《いきち》に達しない症状、またはこのすべてがあるために自閉性障害の規準を満たさないような病像が入れられる」〔同訳書〕。ところがDSM-5では、これまでこの診断名を与えられていた人が、自閉症からすっかり放り出されて、神経発達障碍のべつのサブカテゴリー、知的発達障碍に入れられるかもしれない――厳密に言えば、「ほかに分類されない知的または全般的発達遅延」。わが子の診断名が、毎年のようにころころ変わっている気がする親が大勢いるのも不思議ではない。

多くの人にとって、DSMに加えられた変更はたいしたちがいにならない。たとえば、DSM-5のガイドラインでは、私は自閉症スペクトラム障碍と診断される。社会性障碍と常同行動がどういうものかという説明を見れば、まちがいなくあてはまる。「小さな変化に対する極端な苦痛」は、子どものころの私だ。「強い限定的な関心」は？　あった、あった。「感覚刺激に対する過敏性」は？　締めつけ機の話でわかるだろう。

だが、こうした変更が大きなちがいになる人も少なからずいる。二〇一二年にある研究が、DSM-Ⅳで自閉症スペクトラム障碍とされる症状三つのうちどれか一つがあると診断された人六百五十七人を調査したところ、DSM-5の基準では、六〇パーセントが引きつづき自閉症スペクトラム障碍と診断されるが、残りの四〇パーセントは診断されないことがわかった。[9]サブグループ別に見ると、DSM-5の自閉症スペクトラム障碍の基準にあてはまるのは、DSM-Ⅳの基準にしたがって自閉症の診断名を与えられていた人のうち七五パーセントだったが、アスペルガー症候群と診断されていた人ではわずか二八パーセント、特定不能の広汎性発達障碍では二五パーセントしかいなかった。

特定不能の広汎性発達障碍のみについて調べたその後の研究では、はるかに楽観的な結論に達した。[10]DSM-ⅣでこのDSM診断をされる子どもの十人中九人が、DSM-5では自閉症スペクトラム障碍になるというのだ。だが、二つの報告の相違に、親は戸惑うだろう。ましてや科学者は。

診断名が変わったら、どんなご利益《りやく》があるのだろう。これまではアスペルガー症候群と診断されていたのが、今度は自閉症と診断されたら、世間の人の反応が変わるのだろうか。自分たち自身の反応はどうだろう。診断名が変わったら、保険の保障範囲にどんな影響があるのだろう。社会福祉はどうなるのか。自閉症の人がかかえている問題は、アスペルガー症候群の人より多い。援助の範囲は前と変わらないのだろうか。DSM-5での変更は、危惧されるさまざまな事態の入ったパンドラの箱を開けてしまった。

それは研究についても言える。DSM-5の自閉症の基準を使って研究すれば、言葉の遅れのある人とない人がいっしょくたになってしまう。たとえば、感覚処理問題は、言葉に遅れのある人のほうがはるかに深刻になる傾向があるという論文も書かれている。DSM-5時代の感覚処理問題の研究を、DSM−5前の研究とどうやって比較したらいいのか。

私に言わせれば、DSM−5は委員会が作成した「御用」手引き書のように思える。委員会では、医者が大勢、会議室のテーブルのまわりに集まって、保険の規約について議論している。診断名にとらわれた考え方のおかげで、診断名は、今や掃いて捨てるほどある——すべての名称にあてはまる脳のシステムの数が絶対的に足りない。

「個人に合った治療」の開発

DSM−Ⅲで自閉症の診断を初めて体系化しようとした一九八〇年には、脳のシステムについて知っている人などいなかった。DNAの塩基配列をくわしく知っていた人もいない。今では、私たちは知っている。科学のこうした進歩をDSMに取り入れることは、まだできないかもしれないが、自閉症の脳についての考え方を変えることには、取りかかれる。一つの診断名を与えようとして何組かの症状について語るのではなく、一つの特定の症状について語り、その原因をつきとめる試みを開始できる。研究では、症状と生物学を組み合わせられるところまで来ているのだ。

レオ・カナーが一九四三年に自閉症という用語を提唱してから最初の三十数年間、精神医学界では、原因探しに重点が置かれていた。カナーの時代は、精神分析理論が幅をきかせていたため、原因は親、とりわけ母親の行動だという仮説が立てられた。

この時代を自閉症研究の歴史の第一段階と名づけよう。一九四三年から、アメリカ精神医学会がDSM-Ⅲを刊行した一九八〇年までだ。

DSM-Ⅲは、精神疾患の治療で精神医学界が科学的に厳密な方向に向かう動きを象徴していた。その結果、自閉症が初めて公式の診断名になった。それ以来、自閉症について議論されたのは、もっぱら、どんな特有の症状があれば自閉症と診断するのかだった。

この時代を自閉症の歴史の第二段階と名づけよう。一九八〇年から、DSM-5が刊行される二〇一三年までだ。

診断名は変わることがあり、これからも変わっていくだろうが、私たちは今一度、重点を変えることができる。脳科学と遺伝学の進歩のおかげで、自閉症の歴史の第三段階に入ることができる。この段階では原因探しの第一段階に立ち返るが、大きなちがいが三つある。

一つめは、原因探しが心ではなく脳で行なわれること——冷蔵庫マザーというとんでもない妖怪ではなく、神経学的な、遺伝学的な目に見える証拠を見つける。

二つめは、脳がとてつもなく複雑なことがわかっているので、探す原因は一つではなく、いくつもあること。

三つめは、自閉症の一つあるいはいくつかの原因ではなく、スペクトラム全体に沿ったそれぞれの症状の原因を探す必要があること。

第二段階では、「私がスキーが下手なのは、たぶん、自閉症だからだ」と考え、第三段階では、「私がスキーが下手なのは、たぶん、小脳がふつうの人より小さいからだ」と考える。

第二段階では、「診断名で人を分類しよう」と考え、第三段階では、「診断名はどうでもいい。症状に目を向けよう」と考える。

被験者を自閉症の診断名の点から研究するのでなく——少なくともそれに加えて——主要な症状の点から研究しよう。喫茶店で刺激過剰を感じるというカーリー・フライシュマンの話から学んだように、自己報告を軽視しないで、じっくり眺め、さらに、新しい方法で自己報告を引き出すようにするとよい。そうやって、被験者を自己報告にもとづいて研究するのだ。

たとえば、昔、牛の誘導路の設計図を見ると、曲線のあいだに波のような線が見えるという大学院生がいたが、この学生は単語の一部しか見えないこともあった。自閉症ではなかったが、こうした症状は、あきらかに自閉症のドナ・ウィリアムズが描写した症状とよく似ていた。

二人とも脳スキャナーに送りこもう。どこが活性化しているのか見てみよう。問題がどこにあるのか調べるのだ。言語表出領域だろうか。言語意味領域だろうか。

それから、乗り降りの仕方がわからなくて、エスカレーターに乗れない人の脳を見てみよう。夜の運転をいやがる人の脳を見てみよう。問題をもたない対照被験者の脳とくらべてみよう。一分間に百八十ワード打てる秘書の脳を見てみよう。一分間に九十ワード打つべつの秘書の脳も見てみよう。二人ともスキャナーに送りこんで、運動野を片っ端から比較するのだ。

うれしいことに、診断名の限界を認識しはじめている研究者がいる。こうした研究者は、研究対象の定義を狭める必要を感じている。二〇一〇年の「自閉症の脳画像」[11]という論文には、次のような結論が述べられている。「自閉症の場合、一つの決定的なバイオマーカーを見つける可能性はとても小さくなることが、ますます明確になっている。［この］スペクトラムには、大きなばらつきがあるからだ。この観点から、きわめて特定された特徴をもつ自閉症のより小さなサブグループを定義することが、この複雑な疾患をさらに解明する鍵となるだろう」（傍点引用者）

私としては、もっと先に進んで、症状で定義される自閉症のより小さなサブグループだけでなく、症状自体についても考える必要があると言いたい。個々の症状研究にもとづく基準に照らして個人の症状を考えたら、やがて、患者一人ひとりの診断と治療について考えられるようになる。

ピッツバーグ大学で高解像神経線維解析装置（ＨＤＦＴ）を開発した友人ウォルター・シュナイダーは、すでにこうした主張をしている――この取り組みの威力を自分の目ではっきり見てきたからだろう。

「即座にくだせる診断を探している。『ああ、君はちがっている』って言うだけじゃなくて、『君はちがっていて、とくにこの部分がちがうから、これが、君にとってできるだけ実現してほしい結果に近づくいちばんいい方法だと考えているんだ』と言う。個人の脳の奥の奥まで入っていきたい――グループではなく一人ひとりの脳を研究する。そうすれば、親たちに『お子さんの脳はこういう状態です。これが期待している効果です。こんなふうに計画を立てて、できるだけ効率よく、この二年間でお子さんと効果的なコミュニケーションができるようにするのです』と言える」

同様の動きは、遺伝学でも出はじめている。イェール大学の神経遺伝学者マシュー・W・ステートは「研究室から臨床現場へ」という医学用語を好んで使う。グループを対象にした実験ではなく、一人ひとりの治療をしようという意味だ。二〇一二年に『サイエンス』誌に発表した論文では、すでにこの転換を実現している医療分野から着想を得ることを、共同研究者のネナト・シェスタンとともに提唱している。[12]「たとえば、心臓病と脳卒中の予防は、どちらも高血圧の治療にある程度依存している。自閉症スペクトラム障碍と統合失調症がしだいに似たような観点から考えられるようになることは、ありうる」。同じ遺伝的原因から生じる異なる行動。その結果、シェスタンとステートは、治療法の試験が「精神疾患の診断名のカテゴリー」ではなく「共通のメカニズム」をめぐって行なわれることを期待している。自閉症の脳について考えなおすことが多難であることは認めているが、シュナイダーと同様に、効果が高いだけでなく「個人に合った」治療の開発を予見している。

今から二十年もたてば、私たちはこの大量の診断名のあれこれを振り返って、「あんなのはナンセンスだった」と言うだろう。したがって、私たちには選択の余地がある。二十年待って、DSMの改訂版が何回か出てから、この混乱の片づけに取りかかってもいいだろう。あるいは、最新技術の恩恵にあずかって、今すぐに第三段階を開始することもできる。

もうすぐわかるように、私は第三段階の開始を選ぶ。

6章 神は細部に宿る

数年前、モントリオール大学リヴィエール＝デ＝プレーリー病院の自閉症研究者ミシェル・ドーソンは、重要な疑問をいだいた。自閉症の脳に関する自分の研究は、あちこちの病院や研究所で行なわれている研究と同様に、認知の障碍——どこが悪いのか——にばかり重点を置いているのではないか。ふつうの人だったら強みと言われるような特徴でも、自閉症の人が示したときには、まちがった配線の幸運な副産物でしかないと考えているのではないか。でも、そうでないとしたら、どうなるのか、とドーソンは思った。強みが何かの副産物ではないとしたら。そうではなく、配線の——良くも悪くもない配線の——まさに産物だとしたら。

ドーソンのチームは文献を調べた。案の定、研究では、ポジティブな結果がいくつか出ているときでさえ、つねに自閉症のネガティブな面だけが重視されていた。ドーソンとたびたび共同研究を行ない、リヴィエール＝デ＝プレーリー病院の自閉症のプログラムを監督するローラン・モトロンによると「機能的MRIスキャンを系統的に使っている研究者は、脳のいくつかの領域で相違が見られたときに、自閉症のグループでは相違を欠陥として報告する——べつの可能性、ときにはうまくいっている脳組織の証拠とは考えない[1]」。たとえば、大脳皮質の容量を見るときには、皮質が予想より厚くても薄くても、平均とちがっているものを欠陥品として自動的に切り捨てる。自閉症の被験者がもっている強みが研究であきらかになっても、強みは、脳が欠陥を補う方法と見なされることが多い。だが、この推測にもとづく論文を精査した報告が二〇〇九年に『フィロソフィカル・トランザクションズ・オブ・ザ・ロイヤル・ソサエティ〔英国王立協会会報〕』に掲載され、報告は、「このような自閉症の被験者がもっている強みを強みと見なさない本末転倒の仮説が正しいことはほとんどない[2]」という結論を出している。

　ドーソンのチームは、自閉症の人の知能のレベルを判定する独自の実験を開始した。二〇〇七年の実験[3]では、ウェクスラー児童用知能検査とレーヴン標準漸進《ぜんしん》的マトリックス知能検査という一般的な知能テストを使った。ウェクスラーのテストは十二項目に分かれていて、言語テストと非言語テスト（たとえば、積み木を組み合わせて形をつくる）がある。レーヴンはすべて非言語テストだ。設問は六十あり、何らかの規則性のある幾何学図形がいくつか並び、一か所が空白になっていて、空白のところにあてはまる図形を六つないし八つの選択肢から選ぶ。テストは、研究の目的を知らされていない神経心理学者が行ない、自閉症の成人と子ども五十一人と、対照被験者の成人と子ども四十三人が受けた。

　結果は衝撃的だった。自閉症の人の知能のレベルは、テストの種類によって異なったのだ。

ウェクスラーでは、自閉症の人の三分の一が「低機能」と評価された。ところが、レーヴンで「低機能」と評価されたのはわずか五パーセント。三分の一は「知能が高い」と評価された。自閉症の人の得点は全体的に、ウェクスラーでは母集団の平均よりはるかに低く、一方、レーヴンでは正常域に入っていた。私自身も、レーヴン色彩漸進的マトリックス検査でかなり高い点を出している。

二種類のテストの結果には、どうしてこんなに大きな開きがあるのだろう。おそらく、ウェクスラーでは、他者から技能や情報を得る対人的能力が必要な設問が多く、それに対してレーヴンは純粋に視覚的だからだ。

ドーソンのチームは、この画期的な研究を二〇〇七年に『サイコロジカル・サイエンス（心理科学）』誌に発表して「自閉症の人は知能を過小評価されてきたという結論が出た」と述べている。

論文執筆者の一人イザベル・スリエールはのちに次のように語った。「自閉症の研究では、つねに、能力はついでの話として報告され、研究の中心に据えられることがほとんどありませんでした。今では、こうした強みに対する関心が高まっていて、自閉症を理解する手助けになっています[4]」

自閉症に対するこの新しい姿勢は、前の章で説明した第三段階の考え方と一致する。自閉症様《よう》の行動が一つひとつの形質を基準にして眺められるようになったのと同様に、自閉症様の形質は、一つひとつの脳を基準にしてとらえなおすことができる。

私の言っていることを誤解しないでほしい。自閉症はすばらしいもので、自閉症をもつ人はだれもが、手放しで自分たちの強みを称賛するべきだなどと言っているのではない。そうではなく、一人ひとりの強みが何なのか現実的に、ケースバイケースで認識できるなら、一人ひとりの将来をもっとうまく決定できると言っているのだ。4章に登場した言葉を話さないカーリー・フライシュマンは、かつて「私を直してよ。脳を直して」とタイプを打った。対照的に、やはり4章に登場した言葉を話さないティト・ラジャルシ・ムコパディヤイは、「ふつうになりたいと思いますか」と記者に尋ねられて、「どうしてティトじゃなくて、ディックじゃなきゃいけないの」[5]と答えた。ティトに言わせれば、「行動する自分」は奇妙かもしれないが、「考える自分」と同じくらい自分の一部であることに変わりないのだ。

もう一つ、はっきりさせておきたいのは、「強み」と言っても、自閉症サヴァンのスティーヴン・ウィルシャーやレスリー・レムケがもっているようなずば抜けた能力の話をしているのではない。建築画家のウィルシャーは、ヘリコプターに乗ってロンドンやローマの町の一角を上空からたった一回眺めただけで、その地域全体の風景を、建物の窓枠も一つ残らず、描いてのける。ピアニストのレムケはクラシックの複雑な交響曲でも、たった一回聴いただけで、ピアノで弾いてしまう。このようなサヴァンと言われるのは、自閉症の人の一〇パーセント程度しかいない（とは言え、サヴァンの人はたいてい自閉症だ）。

それでは、どんな強みを探したらよいのだろう。自閉症をもつ人は、しばしば、ふつうの人とくらべて細部にはるかに大きな注意をはらう。自閉症研究者は、昔から気づいていたにもかかわらず、これを強みと見なしていない。この特徴から出発して、どこにたどり着くのか見てみよう。

ボトムアップの考え方

自閉症の人は細部を見るのが、ほんとうに得意だ。「自閉症の人が部屋に入ってまっ先に気づくのは、コーヒーテーブルのしみや床板の数が十七枚ということ[6]」とある研究者が言った。これは、大げさで一般化のしすぎと思えるが、考え方は的外れではない。

この特徴は、昔から、「中枢性統合の脆弱性」――欠陥――と見なされてきた。中枢性統合が弱いのは、社会的コミュニケーションと対人的相互作用の障碍の核心で、これまでずっと自閉症の正式な診断の目安になってきた。もっと平たく言えば、自閉症の人は大きな全体像にまとめるのが苦手だとか、木が見えても森は見えないということ。

ティトが扉と出合ったときのことを考えてみよう。ティトは扉をいくつもの性質の集まりとして見た――物理的な特徴（蝶番）、形（長方形）、機能（自分が部屋に入るときに使う）。細部がじゅうぶんに集まったときに初めて、自分が見ているものが何なのかわかる。私は、医療センターの図書室でティトと会ったときに、部屋の説明をしてくれないかと言った。ティトは、部屋の大きさや置かれている物ではなく、断片的な色の話をした。

私もそれほど極端ではないが、細部を見て、それから全体を見る傾向は、つねに、まわりの世界とかかわる方法の大きな特徴になっている。子どものころ、大好きな常同行動は、両手のあいだから砂をさらさらと何度もくり返して落とすことだった。砂の形にうっとりした。砂粒の一つひとつが小石のように見えるのだ。科学者になって顕微鏡をのぞいているような気がした。

一九七八年に発表された「顔の認識――自閉症研究の方法[7]」という画期的な研究では、自閉症のこの特徴の、おもに対人関係における意味について調べている。被験者は、知っている人の顔の下半分だけの写真を見て、それがだれだか答えた。自閉症の人は対照被験者より成績がよかった。上下を逆にした写真を見たときも、結果は同じ。研究を行なったティム・ラングデルは、自閉症の人は「対人関係のパターン」より「純粋なパターン」を見るほうが得意だという結論を出した。

この解釈は、生体運動テストの結果とも一致するだろう。映画製作でモーション・キャプチャーという技術がある。役者が白い点状のマーカーを体のあちこちにつけて動くと、白い点が役者の動きをコンピューターの画面に示す。これが生体運動だ。コンピューターの画面では生体運動は点の動きにすぎないが、点は、人や動物が実際に走っているときなどの動きの通りに動く。自閉症の人は、生体運動を識別できるものの、ふつうの人ほどたやすくできないことが、いくつもの研究でたびたびあきらかになっている。[8] また、点の動きに何らかの感情をいだくこともない。さらに、脳で使う部位がふつうの人と異なる。ふつうの人は左右の脳で活性化が多く見られるが、自閉症の人の脳は全体的に活性化が少ない。生体運動の処理の仕方は、部屋には目もくれず扉に集中するというティトや、ほこりの粒一つひとつにうっとりしたというドナ・ウィリアムズの説明を思い起こさせる。

　こうした傾向から、対人関係のパターンの認識に障碍が生じるのではないかという解釈が唱えられた。発達心理学者のＲ・ピーター・ホブソンはロンドンの精神医学研究所で一九八〇年代に行なった研究[9]にこの解釈を取り入れて、大きな反響を呼んだ。自閉症の子どもは、人が写っている写真を顔の表情（楽しそう、悲しそう）で分類するのか、それとも、かぶっている帽子のタイプ（柔らかい帽子、毛糸の帽子）で分類するのか。答えは帽子。自閉症の子どもは、顔のパーツをまとめて表情を解釈するのが苦手なのだろうか。その通り*。

　こうした発見は重要だ。だが、対人関係のパターンの認識に障碍があるというのは、裏を返せば純粋なパターンを認識する強みがあるということ。自閉症の人は、木を見るのがほんとうに得意なのだ。隠れた図形さがしのテストで、自閉症の人がふつうの人より高い点をとることは、くり返しあきらかにされてきた。数年前、私は、あるテストを受けた。細かい字がたくさん集まってべつの大きな字になっている図、たとえば、小さいＦがたくさん集まって大きなＨの形になっている図を見て、大きい字と小さい字が何か答えるのだ。私は小さい字のほうが早くわかった。この傾向は、ふつうの人より自閉症の人ではるかによく見られる。また、自閉症の被験者は、言語作業に取り組んでいるときに、脳の視覚領域と空間認知領域を使うことがふつうの人より多い。これも、いくつもの研究からあきらかになっている[10]。二〇〇八年に行なわれた研究では、視覚的探索を行なっているときに活性化する領域を機能的ＭＲＩで調べたところ、ふつうの人の脳では活性化の大部分が一か所（視覚処理にかかわる後頭側頭葉）に限定されていたが、自閉症の人の脳ではどこもかしこも活性化していた。[11] だから、私は家畜が怖がるような紙コップや、ぶら下がっているチェーンをすぐに見つけることができるのに、ふつうの人はだれも気づかないのだろう。木を見て、それから森を認識する傾向には、しゃれた名前がつけられている。局所バイアスだ。

自閉症の強みに関する言及を文献の中から探そうとした研究者、ミシェル・ドーソンについて考えてみよう。ドーソンも自閉症だ。自閉症だから概念の飛躍ができたのだとは言えないが、自分自身が細部に対するすぐれた注意力をもっていたから、画期的な研究をなしとげたと言えるだろう。「ドーソンの鋭い視点のおかげで、研究室は科学でもっとも重要な面に的をしぼりつづけた。データだ」とローラン・モトロンは二〇一一年に『ネイチャー』誌で語っている。「ドーソンはボトムアップの発見的問題解決法をもっていて、それによって手に入る事実からアイデアが生まれる。手に入る事実だけから」[12]

かつてドーソンは、研究に取り組むときはつねに、一般に認められている見識、つまり指導者や仲間と同様の漫然とした思いこみ——自閉症の研究とは欠陥の研究である——にとらわれ

*私自身は、五十歳になるまで、人が目で微妙な合図を送ることを知らなかった。顔をおぼえるのが大の苦手で、たとえば仕事の打ち合わせでは、身体的な特徴を一生懸命頭にたたきこむ。「ああ、あの女性は黒縁の大きなメガネをかけている」「この男性は顎鬚《あごひげ》を生やしている」など。

ていた。この思いこみが生じたのは、共同研究者のモトロン自身が「トップダウン方式で、少ない資料から一般論を把握して、操作する」という方法で研究を行なっていたためだ。仮説を生みだしたときになって初めて、「事実に立ちもどる」のだ。しかし、ドーソンは、ボトムアップ方式で細部を冷静に、切り離して眺めることができたから、トップダウン思考に特有の先入観からたやすく解放された。自閉症の強みに関するドーソンのデータを見た研究者が「ポジティブに眺めるのはとてもいいことだな」とほめると、ポジティブでもネガティブでもないと言う。「正確に見ているの」

この姿勢には、親近感を感じる。私は、大学の卒論を書くときに、研究のテーマに知覚の相互作用を取りあげた。聴覚のような一つの知覚に対する刺激は、ほかの知覚の感受性にどんな影響を与えるのか。そこで、学術誌に掲載された論文を百本以上は集めた。私の思考はまったく脈絡がないから、研究に一貫性をもたせる方法を開発しなければならない。

まず、学術誌の論文に一つずつ番号をふる。次に、それぞれの研究の主要な発見を、一件ずつメモ用紙にタイプする。メモ用紙が一枚か二枚の研究もあった。総説論文では、十枚以上になった。それから、タイプしたメモを全部一つの箱に入れる。寮の個室に大きな掲示板——一メートル×一・五メートルくらい——をつるす。箱からメモを一枚引いて、掲示板のどこでもいいからピンで留める。それから次のメモを引く。最初の一枚が視覚についてで、次の一枚は聴覚についてだとすると、二番目のは最初のとちがう場所に留める。これで二つのカテゴリーができるので、カテゴリーのラベルをつくって、それぞれの列の先頭にピンで留める。福引きのくじを引くように一枚ずつメモを引いては、同じカテゴリーのところに留めたり、新しいカテゴリーをつくったり、前につくっていたカテゴリーを全部取りやめにしてメモを全部並べ替えたりする。メモを一枚残らずさまざまなカテゴリーに分類し終わったら、最後にカテゴリーがどんなふうに組み合わさって、もっと大きい概念を形成するのか調べる。

この作業は、かなり時間がかかることがある。大学生のころは、学術誌の論文を読み、メモを掲示板に貼って基本方針にたどり着くのに、ときには何か月もかかった。今では、論文をより分ける経験をたっぷり積んでいる。もう、壁に掲示板をつるす必要もない。掲示板は頭の中にある。だから、自分が出した結論を信頼している。局所バイアスのおかげで、トップダウン思考の人の邪魔をする全体バイアスから解放されているような気がする。

モトロンは、ドーソンの研究でこれと同じパターンを見つけた。「ドーソンは結論を出すために大量のデータを必要とする。でも、モデルは、範囲が広がりすぎることが決してないし、ほぼ確実に正確だ」と『ネイチャー』誌で述べている。

確実だという感触を手に入れているからこそ、おそらく、アスペルガー症候群や高機能自閉症の数学者や科学者は、緻密で堅固だという評判がつちかわれてきたのだろう。ひとたび証明にたどり着いたら、証明に対する姿勢は揺るぎないものとなる。立証するための論理を、綿密に一つずつふまえてきているからだ。数学者と科学者は、等式や証明の美しさについて語ることすらある。

ところが、トップダウン思考の人の場合、確実だという感触をかならずしも手に入れていない——裏づけとなる証拠はそれなりにあるようだが。昔、あるクライアントが、三か月で精肉工場を建てられると言い張った。とんでもない。そんなの、できっこないでしょう。でも、クライアントはできると言って頑張った。自分が正しいと思っていたのだ。そして、納期は、間に合わせるのが不可能だったから、ことごとく守られず、ふつうなら前もって予定に組みこんでおく予想外の遅延など考慮もできず、すべてがパーになった。結局、クライアントは二百万ドルの大損をした。

ところが、ボトムアップ思考の人の場合、問題を解決しようとしているときに細部を取りちがえることがあっても、全体的な解決策には影響しない。まだそこまでたどり着いていないからだ。私は、プロジェクトでまちがったところを指摘されたら、「じゃあ、そこを変えましょう」と言う。

豊かな連想力

つい最近、シカゴ・オヘア空港のユナイテッド航空のターミナルを歩いた。ターミナルの屋根はガラス張りだった。屋根を見上げると、母校の大学の温室や、一八五一年にロンドンで開催された万国博覧会の会場クリスタルパレス（水晶宮）、植物園、アリゾナ州の実験施設バイオスフィア2が頭の中に見えた。こうした建物は、ユナイテッド航空のターミナルと形はちがうが、どれもガラス屋根という私の頭のファイルに入っている。

それから、頭の中でバイオスフィア2を見たときに、建物に小塔があるのに気づいた。小塔を見て、コロラド川のフーヴァーダムの小塔を思い出した。すると、いろんな小塔が見えてくる。ドイツの古城の小塔、ディズニーワールドのシンデレラ城の小塔、戦車の小塔。

この時点で私はどっちにも行くことができた。ガラス屋根のファイルを探しつづけてもいいし、小塔のファイルにとどまってもよかった。はた目には、何の脈絡もないように見えるかもしれないが、私としては、探索したいファイ

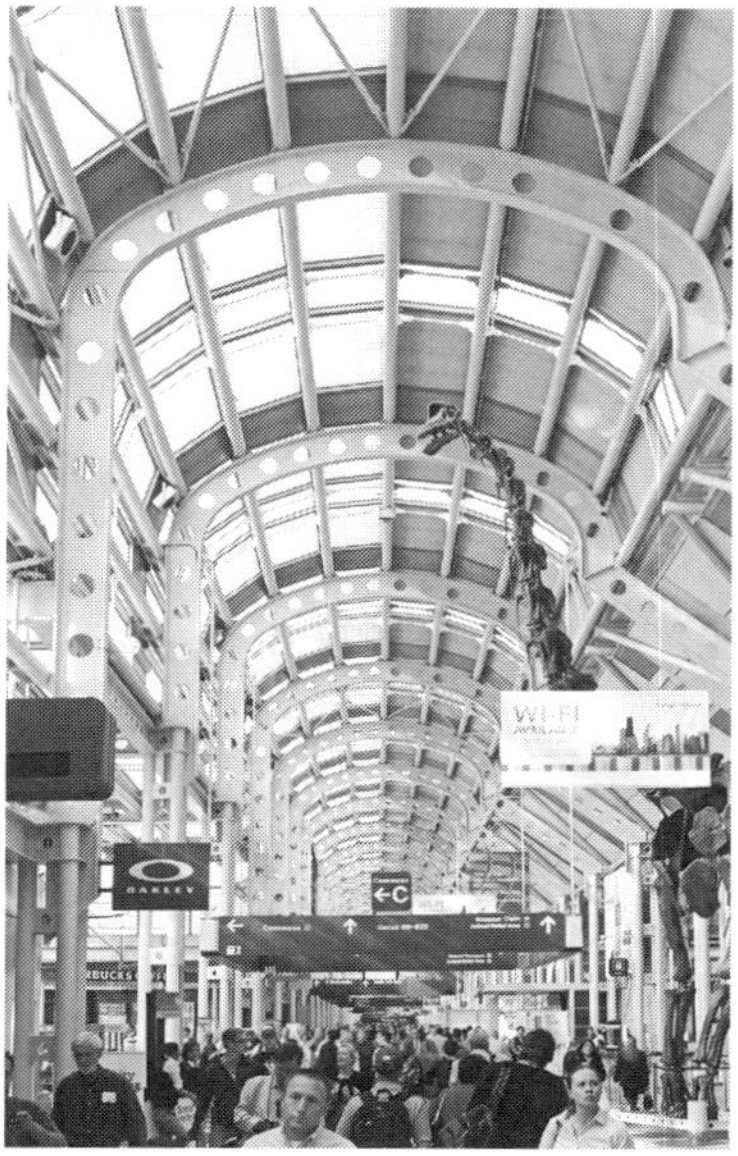

オヘア空港のユナイテッド航空ターミナル
ⒸIan Hamilton / Alamy

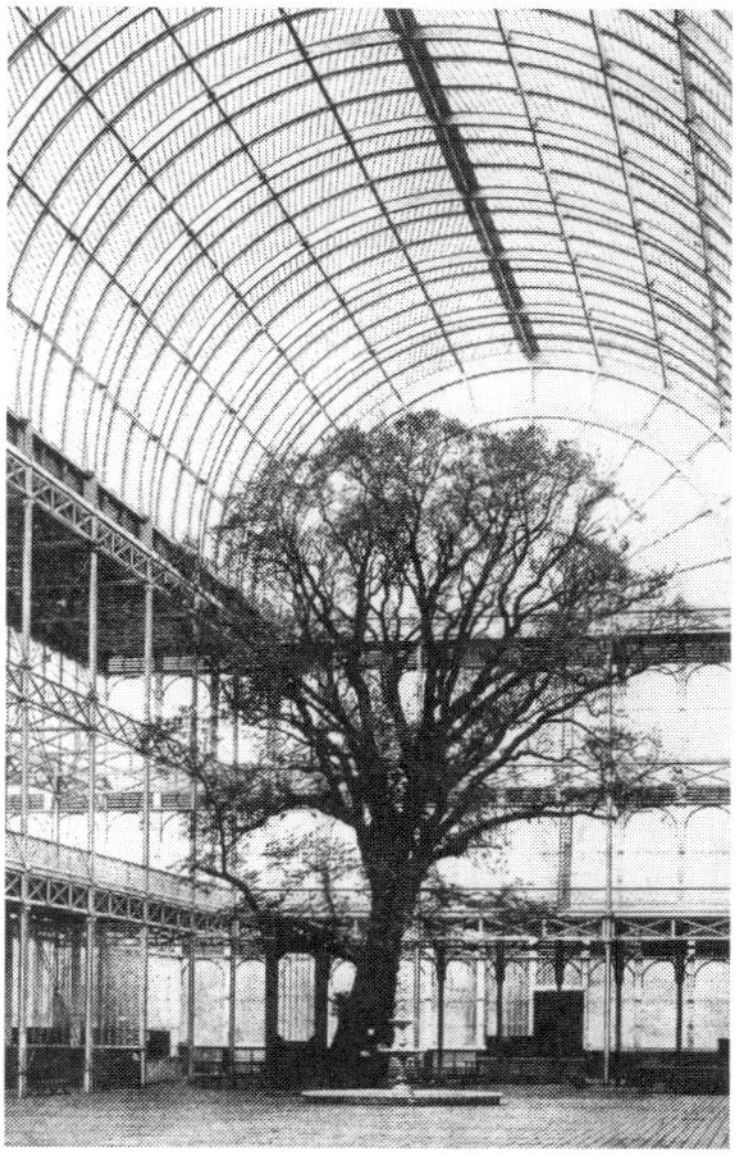

1851年ロンドン万博のクリスタルパレス（水晶宮）
ⒸLordprice Collection / Alamy

ルのフォルダーをひたすら選んでいるのだ。

私の頭は、検索エンジンみたいな働き方をする。[13] あるテーマについて考えろと言われたら、頭の中に検索結果がずらっと並ぶ。乗り換えも簡単にできて、元のテーマからさっさと離れて、かなり遠くまで行く。私の脳と検索エンジンがよく似ているのは、そんなに驚くことではない。最初に検索エンジンを設計したのは、だれだろう。まずまちがいなく、私の脳と同じような働き方をする脳のもち主——直線思考が苦手な脳、あちこち探検する脳、短期記憶が弱い脳をもっている人だ。

二〇一二年に私がピッツバーグ大学で受けた高解像神経線維解析装置《ファイバートラッキング》（ＨＤＦＴ）の脳スキャンを思い出してみよう。脳梁——右脳と左脳のあいだで長く延びている神経の高速道路——には水平方向の神経線維が異常に多く、両側に枝を張り、線維は頭頂葉で束になっていた。ここは記憶にかかわる部位だ。頭頂葉にこうした回路がよけいにあるから、私はふつうの人よりはるかに多くの連想ができるのだろう。ウォルター・シュナイダーがスキャンの画像を見せてくれたときに、思わず言った。「へえ、これが私の検索エンジンか」

検索エンジンが検索結果を並べるには、データベースに情報がたっぷり保存されていなくてはならない。人間で言えば記憶が必要だ。

モトロンは、ミシェル・ドーソンがかくもすばらしい研究者であるわけの一つとして、ずば抜けた記憶力をもっていることをあげている。「自閉症でない人はたいてい、十日前に読んだものを思い出せない。自閉症の人の中には、そんなこと朝飯前という人がいる。自閉症の人は、データをまちがって記憶することも少ないようだ」

ほんとうだろうか。長期記憶は、一般に、自閉症の人のほうがすぐれているのだろうか。

私の短期記憶は最悪で、これは高機能自閉症の人のあいだではめずらしくない。私たちは、一度にいくつもの作業をするのも苦手だ。人の顔と名前がなかなかおぼえられない。優先順位をつけるのは？　そんなのお手上げだ。一九八一年に行なわれた研究によると、高機能自閉症の子どもは、最近のできごとを記憶するのが、同年齢のふつうの子どもや知的発達に遅れのある子どもより、はるかに劣っていた。[14]高機能自閉症の子ども三十八人と対照被験者三十八人を比較した二〇〇六年の研究[15]では、二つのグループを見分けるテストで、もっとも信頼性があって正確なのはフィンガーウィンドウズというテストだった。これは空間作業記憶《ワーキングメモリ》のテストで、実験者が盤上のいくつかの釘に触れ、被験者はそのパターンを順番通りにくり返す。対照被験者は高機能自閉症の子どもよりたやすく高い点をとった。私がこのテストを受けたら、結果は惨敗。作業記憶にさせる仕事の量が多すぎたのだ。

では、自閉症の人の長期記憶はどうなっているのだろう。驚いたことに、この方面の科学文献は、ことのほか少ない。このテーマを取りあげた査読付き論文をインターネットで二時間かけて探したら、見つかったのは、いちばん新しくても二〇〇二年に発表された論文[16]で、それも基本的には、自閉症の人の長期記憶はそこなわれているのかという問題設定をしたものだった。

とは言え、自閉症の人の長期記憶がふつうの人よりいいのか、悪いのかと問うのは、ほとんど的がはずれている。実際には、思い出すためには記憶したもの、データが必要なのだ。

自分でつくった掲示板を見ていた大学生のころは、研究の経験が少なかったし、まだ比較的若かったから人生経験も浅かった。四十歳になり、五十歳になり、六十歳を過ぎるにつれて、連想する能力——細部のあいだに関連性を見つける能力——はますます磨きがかかった。掲示板を使う必要がなくなったのは、自分のデータベースに保存している詳細な情報がどんどん増えているからだ。こんなふうに考えてみよう。木が見えなければ、森は決して見えない。

創造的な飛躍

とは言え、自閉症の人の脳が見ることになる森は、ふつうの人の脳が見ている森と同じようには見えないかもしれない。

最近、『サイエンス』誌で「創造性」の定義を読んで、すっかり感心した。「以前には見られなかった新しい関係の中で、概念や事実を、突然、予期せずに認識すること」というのだ。これこそ、欠陥探しにもとづく自閉症研究の歴史全体に、ミシェル・ドーソンが挑戦したときに起こったことだ。ドーソンは、ほかのみんなと同じ概念と事実をもっていたが、「以前には見られなかった新しい関係」の中で眺めたと言える。

私自身の人生でも、この手の創造性の例は山ほど思いあたる。フランクリン・ピアース大学の学生だったころ、遺伝学の講義を受けた。教授のバーンズ先生は、十九世紀にグレゴール・メンデルが展開した遺伝学の通常のモデル〔メンデル遺伝学、ダーウィン進化論、遺伝的変異を加味した古典的総合説というべきもの〕を教えていた——両親はそれぞれに子の遺伝子の半分に貢献し、種は、遺伝子の変異が長い時間をかけて積み重なって、徐々に変化する。でも、私には納得できなかった。たしかに、いくらかの説明にはなっていた。けれども、すべての説明ではありえなかった。ボーダーコリーとスプリンガースパニエルを掛け合わせて生まれてきた子犬は、二つの犬種の混合のように見えるが、犬種の正確な半分半分ではない。この事実を、両親がそれぞれに子の遺伝子の半分に貢献するという説でどう説明するのだろう。スパニエルによく似た子犬もいれば、コリーによく似た子犬もいる。私はバーンズ先生に質問した。「メンデルはどう説明するんですか」

先生は驚いていた。

数年前、フランクリン・ピアース大学の同窓会で、すでに退職していたバーンズ先生にお会いした。「君はほんとうに奥の深い質問をしたね」と先生はおっしゃった。私には奥深いとは思えなかった。常識のように見えた。でも今では、わかっている。私の記憶のデータベースに雑種のデータがじゅうぶんになかったら、メンデルの遺伝学と雑種の犬の連想はできなかっただろう。たしかに、バーンズ先生に質問したときに頭の中にあったのは、特定のボーダーコリーとスプリンガースパニエルで、どちらも高校時代から知っている犬だった。二匹のあいだには子犬がいた。今でも、父犬と母犬、子犬たちを思い浮かべることができるし、子犬が成犬になったときにどんな犬に見えたかも、おぼえている。

どんなプロジェクトでも、私は、ありきたりの素材を見て、ほかのたいていの人には思いもよらない応用や組み合わせができるのではないかと想像をめぐらせるのが楽しい。自閉症の人のだれもかれもが創造性があるとか、創造性は自閉症の幸運な副産物だと言おうとしているのではない。自閉症と統合失調症のあいだでは、デノボのコピー数多型のいくつかが重複していることが全ゲノム解析であきらかになっている。[17] かなり創造性のある人は、統合失調症などの精神疾患のリスクが高いこともわかっている。[18] まだ、この方面の研究は端緒についたばかりだ。それでも、自閉症であることは、何らかの創造性を生じる可能性が高いと私は考えている。私が言いたいことを説明するために、最近受けたテストの話をしよう。

テストの問題は、もともと脳の研究で使われ、『ニューサイエンティスト』誌で紹介された。一つの円を使って、五分以内にできるかぎり多くの絵を描くというもの。示されているのは一つの円だけ。論文では二つの例をあげている。一つはスマイルマークで、「もっとも独創性がない」とされ、もう一つは男性が飛行機の座席にもたれている絵（円は飛行機の窓で、飛行機の外から中を見たところ）だ。

私が描いた絵は――

1. ００７シリーズ映画の冒頭に出てくる、銃口の螺旋《らせん》状の溝
2. カメラのレンズの絞り
3. 自転車の車輪
4. 潜望鏡から見たボート
5. 円形のバイソン用設備（私が実際に設計した）

6．メリーゴーラウンド（上から見たところ）

7．回転式の搾乳機

この時点で、基本ルールについて考えた。円の外に出てもいいのかな。そこで描いたのは、

8．観覧車――円から座席がぶら下がっている

この絵が規則に合っているのかどうかわからなかったけど、そんなことはかまわない。気分が乗っていた。そこで描いたのは、

9．ハムスターの回し車――台付きで、倒れないようにしたもの

それから、円を大きな絵の中心にしてもいいのだろうかと考えた。そうすれば、ありとあらゆる花が描ける。

このテストは、私が教室でよく使う昔ながらの練習問題の変形だ。名前は「レンガの意外な使い道」としよう。「レンガの使い方がいくつ考えられますか」と尋ねると、すぐに、わかりきった答えが返ってくる。「壁を作るのに使えます」「投げて窓にぶつけることができます」。たいていは、しばらくすると（私が一つか二つヒントを与えて）、学生はレンガの形を変えてもいいこ

とに気づく。「粉にしてペンキの色にします」「立方体に刻んで目を描いたら、サイコロ遊びができます」

レンガの今までにない使い道を考え出すコツは、レンガとしての本質にとらわれないこと。レンガではないと考えなおすのだ。

ボトムアップの細部第一の考え方をする人は、創造性のある飛躍的な進歩をとげる可能性が高いと考えられる。どこに向かっているのか、わからないからだろう。細部が全体の中で何を意味するのかわからずに、細部にかならずしも何らかの感情をいだかずに、ひたすら積み上げていく。結果がどうなるのかわからないまま、細部間の関連性を探す。連想が全体像――森――に導いてくれることを願うが、たどり着くまでは、どこにたどり着くのかわからない。驚きを期待しているのだ。

この章の前のほうで、自閉症の人は一般に細部を見るのが、えてしてふつうの人より得意だと述べた。そして、「この特徴から出発して、どこにたどり着くのか見てみよう」と言った。たどり着いたのは、ここ。創造的な飛躍についての創造的な飛躍――とりわけ、自閉症の人の脳は、大体において、創造的な飛躍をする可能性が高いだろうということ。細部にはらう注意、とてつもない記憶力、連想力が一体となって働き、ありそうにない創造的な飛躍をする可能性がますます高くなる。

『変わり者でいこう――あるアスペルガー者の冒険』[19]（藤井良江訳、東京書籍、二〇一二年）の著者ジョン・エルダー・

ロビソンは著書の中でこの創造性の発展について述べている。ロビソンの場合、創造性が、音響効果と楽器を製作し、レーザーショーとビデオゲームをデザインする仕事につながったのだ。著書によると、まず、思春期のころに音楽に関心をもった。音楽がオシロスコープに描く波形に魅せられたのだ。オシロスコープとは、音を電気信号に変換して小さな画面に線や形で表示する装置だ。「それぞれの信号には独自の形があった」とロビソンは述べている。こうした信号は、ボトムアップの細部だ。

　ロビソンは一日に八時間から十時間かけて、「音楽にひたり、音波の現れ方や電気信号の働きを解明していた」と述べている。「見たり聞いたり（見るほうが少し多かったが）しているうちに、僕の目と耳は互いにどちらの働きもできるようになった」。つまり、記憶を保存していたのだ。

「その頃には、オシロスコープで見えたパターンからそれがどんな音なのかもわかるし、音を聞けばそれがどんなパターンを描くかもわかるようになっていた」（以上、同訳書）。こうした細部の記憶にもとづいて、必要な連想の仕方を自分で学んだ。

　そのとき、創造的な飛躍をする準備ができていた。

僕は、それぞれのパートがはっきりわかるように、オシロスコープを調整することを覚えた。低速で掃引《そういん》*するると、音楽のリズムがスクリーンに現れる。大きな音は振幅が大きく、小さな音は振幅の小さい波となる。やや速度を上げて掃引すると、ベースやキックドラムの大きくたっぷりと遅い波が、幅広いうねりとして見える。エネルギーの多くは、これらの低音にある。さらに高速で掃引すると、声が見える。最も高速では、シンバルのとがった速い波が示される。

同じメロディーを奏でていても、それぞれの楽器には別個のパターンがある。僕は実践を積み、オルガンで演奏された部分とギターで演奏されたその同じ部分を見分けることを習得した。だが、そこで終わりにはしなかった。音を聴いて、楽器の一つ一つには独自の声があるとわかったのだ。「お前、頭がおかしいぞ」と友人らは言ったが、僕の言うことは正しい。ミュージシャンにはそれぞれ自分なりの演奏方法があるが、彼らの楽器にもまた独自性があるのだ。〔同訳書〕

傍点は私がつけた。ロビソンの洞察は、ふつうの人から無視された。だが、ロビソンはほかの人が聞きのがす音を聞くことができた。

実際に、音を見ることができたのだ。「すべては、頭の中にある大きなパズルだと思っていた。頭の中でさまざまな楽器の音波を足し合わせて、その結果、どう見えるかを考えるのだ」〔同訳書〕。ロビソンは、自分の作業を数学とは考えていなくても、波形解析のようなことをしているのに気づいた。

複数の音波を見て、頭の中で足し合わせる——これは「画像で考える」視覚思考のように思える。私の思考法と同じだ。ところが、私には、ロビソンが説明したようなものが、どうしても見えなかった。私は抽象的なものではなく、過去に見たものの具体的な例を見る。ロビソンと私はどちらも自閉症の脳を使って創造し、その創造性は同じく視覚から生まれるが、それでも、ロビソンの創造性は、私の創造性とちがう。

自閉症の脳の強みをどうやって最大限に活用するか考えているうちに、気がついた。どうやら、まだとげていない飛躍が、少なくとももう一つあるようだ。

＊訳注…電気信号を示す輝点をスクリーンの左から右へ移動させること。

7章 パターンで考えるタイプ

おおむねすぐれていて、よくできた本だ。とは言え、グランディン博士はあきらかに一般化のしすぎで、自閉症の人のだれもかれもが自分と同じと思いこんでいるように見受けられるふしが多々ある。あてはまらない場合もあると認めていながら、次の段落では、「自閉症の人はだれでも視覚的だから……」というようなことを書いている。しかし、実際には、自閉症の人の中には、深刻な視覚処理問題をかかえていて、まったく視覚的でない人もいる。自閉症の当事者として、博士が述べていることの大半は共感できるが、共感できない人を何人も知っている。

少なからぬ執筆者と同様に、私もインターネット書店のアマゾンで自分の本のカスタマーレビュー〔読者評〕を読む。このレビューは、私の著書『自閉症の才能開発』に対して、刊行後まもない一九九八年に書かれた。正直に言って、心にぐさりと突き刺さった。いやがらせとは少しも思わなかったし、私を傷つけようとしているとも考えなかった。軽く受け流すこともできなかった。自閉症の人の中には「まったく視覚的でない人」もいるなんて。そんなことがありうるのだろうか。

『自閉症の才能開発』を書いたのは、まわりの世界を見る方法がほかの人とちがうことに気づいたからだ。自分が自閉症だとわかったあとでも、そのせいでまわりの世界を見る方法がふつうの人とちがうのかなんて、考えてもみなかった。一九七〇年代に家畜用設備の設計を始めたときには、ほかの設計技師があきらかなまちがいにどうして気づかないのか、理解できなかった——私が見れば一目でわかるまちがいだ。頭が悪いのだろうと思った。もちろん、今では、こうした人たちと私がまったくちがう目で——というか、まったくちがう脳を使って——まわりの世界を見ていることは、わかっている。だから、私がまちがっていたのだ。だれもかれもが画像で考えるわけではないのか。なるほど。でも、自閉症の人はそうするはずだ。

私は、自閉症の人はだれもかれも視覚思考者だと思っていたが、それにはもっともな理由があった。一九八二年にさかのぼるが、ある論文[1]を書いているときに、こうした思いこみを裏づける研究報告をいくつか見つけたのだ。一つの報告には、自閉症の子どもはウェクスラーの積み木模様テストや組み合わせテストで標準的な点をとると書かれ、べつの報告には、自閉症の子どもは、言語スキルや優先順位付けスキルの必要なテストでは、たとえ口頭での回答を要求されなくても、成績が悪いようだと書かれていた。私は、この報告と、自分自身がまわりの世界を見る体験から導き出した結論――自閉症の子どもについて行なわれたさまざまな研究から、自閉症の人の思考に空間視覚的な特質があることがうかがえる――に満足した。

やはり私はまちがっていない。研究でもあきらかにされているのだから。でも、アマゾンのレビューを書いた人――そしてアマゾンでその不満に同感したほかのレビュアー――の言い分は、どう考えたらよいのだろう。

一九九八年のあのカスタマーレビューを読んで以来、思考のさまざまな方法というテーマについてあれこれ考えてきた。自閉症の脳を、ある種の強み――細部に気づいたり、記憶の大容量データベースを維持したり、連想したりする能力――の宝庫ととらえなおすこともできる。けれども、当然ながら、自閉症のすべての脳が、まわりの世界を同じように見ているわけではない――私がかつて考えていたのとはちがって。自閉症の脳はこうした強みを共通してもっている傾向があるだろうが、どう使うかはその人しだい。どんな種類の細部、記憶、連想だろう。疑問の答えは、思考のタイプで決まる。言葉を重視する脳は、画像を重視する脳と同じ結論にいたらない。

このテーマを追究しているうちに、従来の視覚思考と言語思考に加えて、新しい思考のカテゴリーを提唱することになった。今の時点では、この第三のカテゴリーは仮説にすぎない[2]。けれども、自閉症の人の強みについて私の考え方を変えた。さらに、この仮説の科学的な裏づけも見つかっている。

思考の新しいカテゴリー

私は「電車」と言われたら、反射的にニューヨークの地下鉄が頭の中に見える。私が教えている大学のキャンパスを通りぬける電車。家の近くのフォートモーガンの石炭列車。イギリスで乗った電車。この電車では、サッカーのフーリガンが大勢で座席を占領していたから、立っているしかなく、四時間乗っているあいだ、ずっとみじめな思いをした。デンマークの電車も見える。この電車に乗ったときには、小さな子どもたちにからかわれて、新聞売りの女性が子どもたちを追いはらってくれた。

あるとき、講演を聴きに来る自閉症の人がほんとうに私と同じように考えるのかどうか、知りたくなった。それで、講演のあとに私に会いに来てくれた自閉症の人に尋ねてみた。「学校で好きな科目は何でしたか」。相手が子どもなら、「好きな科目は何かな」。視覚思考から予想する「図工です」という返事ではないことが多かった。たいていは歴史だ。へえ、歴史か、と思った。歴史は事実がたっぷり詰まっていて、画像でなく、たくさんの言葉でつづられている。

そうか。自閉症の人はふつうの人とまったく同じように、言語でも考えることができるのか。アマゾンのあのレビューを書いた人の言う通りだった。

二〇〇一年になってまもないある日、クララ・クレイボーン・パーク著『自閉症の娘との四十年の記録』[3]〔松岡淑子訳、河出書房新社、二〇〇二年〕という本の新刊見本が送られてきた。出版社がこの本の裏表紙推薦文を私に依頼しようと考えたのだ。クララと娘のジェシカ、通称ジェシーのことはすでに知っていた。ジェシーは私より十年あとに生まれ、そのころには、医学界の自閉症についての統一見解は、精神分析をして心の傷を探す方向に転換していた。母親のクララは、娘の行動の原因が心の中ではなく脳にあることを理解させるために、医学界を相手にたえまなく奮闘した。

私は、ジェシーについて『自閉症の才能開発』で少し触れた。一九七四年に発表されたある論文から、ジェシーが考え出した記号や数字の精巧な体系について書かれた部分を引用したのだ。ジェシーは、自分がとてもいいと思ったもの、たとえばロック音楽には四つの扉のラベルをつけた。まあいいと思ったもの、たとえばクラシック音楽には、二つの扉と二つの雲のラベルをつける。話し言葉は、扉がなく四つの雲――最悪の評価――だ。

クララの本の見本が届いたときには、喜び勇んで読んだ。そして、その内容に驚いた。ジェシーが絵を描くことは知っていたが、本の中で見た絵は意外だった。私がこれまでに見たどんな絵ともちがっていた。サイケデリックな色彩にあふれている――オレンジ色やピンク、トルコブルー、黄緑、赤みがかったオレンジ色、紫の、あざやかな、ネオンのような色彩。しかも、こうした色を、そういう色ではありえないものに使っている。つり橋のケーブル。高層ビルの窓。家の外壁……。

こういう脳は、思考のどのカテゴリーに入るのだろう。視覚か言語か。あきらかに視覚だ。でも、私は視覚で考えるが、こんなふうに考えることはない。

ジェシーは作品の中のものを、記憶を頼りに、写真で撮ったかのようにリアルに詳細に描いているから、私と同様に、画像で考えられるのはあきらかだ。だけど、作品は私の作図とは似ても似つかない。ジェシーが頭の中で見ている画像は、私が見ている画像とちがう。建物の絵を描くときにジェシーが重視するのは、色とパターンだ。私が重視するのは、さまざまな表面の詳細——丸い管、コンクリートの溝、金属製の格子。ジェシーは、私と同様に、頭の中にイメージがたくさん詰まったファイルをもっているのだろうが、私には想像もできない方法でイメージをあやつることができるのだ。

それでは、ジェシーの頭はどういう頭なのだろう。脳の配線はどうなっているのか。自閉症の世界を画像で考える人と言語で考える人に分ける私のシステムは、扉なしの雲四つと評価されるのだろうか。

私は絵を見るのをやめて、本文を読みはじめた。ジェシーの思考について手がかりになりそうなものがないか、とくに目をこらして読んだ。七一ページ〔邦訳書一〇二ページ〕に、ジェシーは言葉に規則を探すのが好きだと書かれていた。「彼女はそれらについて考え、話し、そして書きつけた。Elf, elves; self, selves; shelf, shelves; half, halves」。私は、パラグラフの余白に「単語のパターン」と書きこんだ。

次のページには、ジェシーが十四歳の誕生日を迎えてまもないころにつくった本の話が出てくる。「言葉の書き換えへの賛美だった。その本は美しかった。一つのテーマとその変化、三色に塗られた四つの単語——SING, SANG, SUNG, SONG」〔以上、同訳書〕

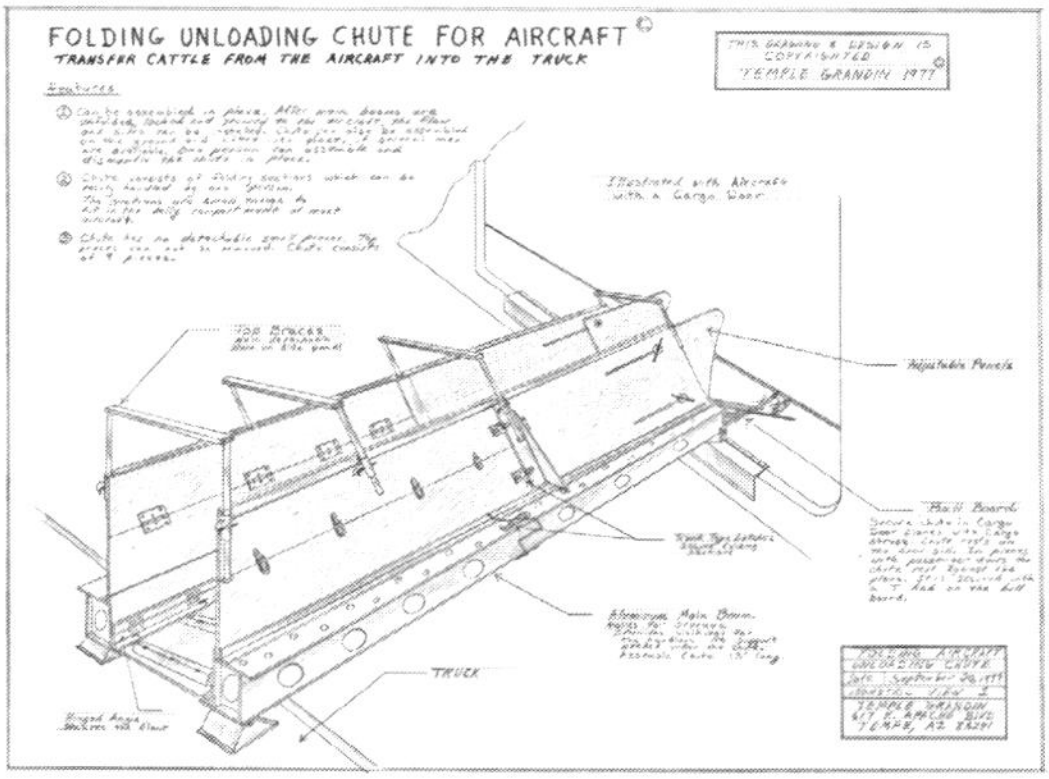

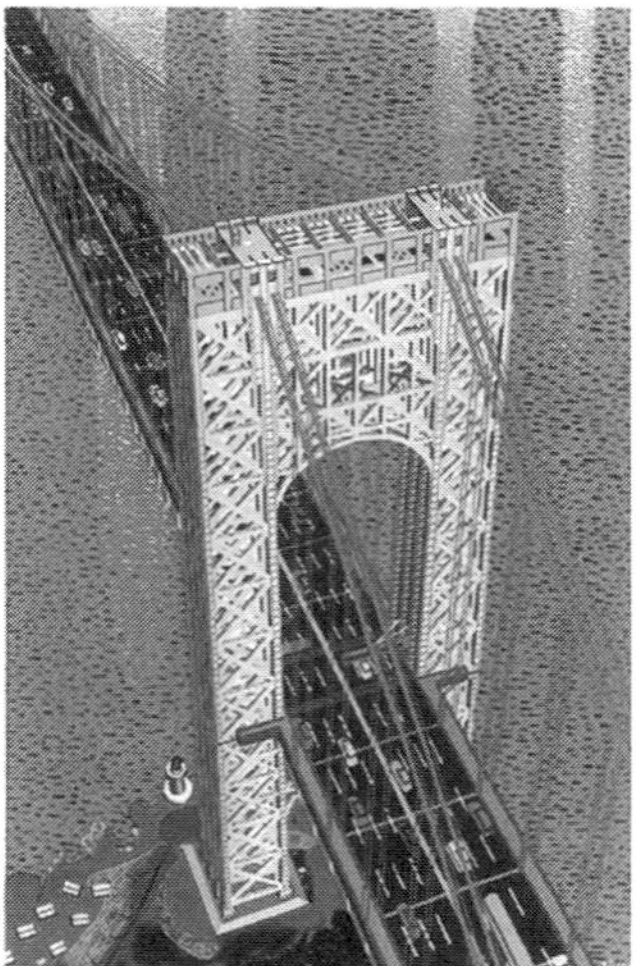

私の作図（上）とジェシーの絵（下）。モノクロで見ると、どちらも構造や細部に注意が払われている点でとてもよく似ているが、ジェシーの作品は、カラーで見たら、モノクロではとらえきれないあざやかな色のモザイクだ。

ⓒTemple Grandin（上）、ⓒJessy Park（下）Photo courtesy of Pure Vision Arts

私は、ページの下のほうに「単語のパターン」と書きこんだ。

次の章には、ジェシーが時計に夢中になった話が書かれている。

> フランスの時刻の表わし方が、十二時間ではなく二十四時間であるのを知ると、時計に夢中になった。十時間の時計、十二時間の時計、十六時間、十八時間、二十四時間、そして三十六時間の時計の絵を描いた。時間を分に分け、分を秒に分けた。
>
> 3600秒＝60分＝1時間
>
> と書いた記録が残っている。注意深く、一秒ずつ描いた。時刻は、それで遊ぶものとなった。分数の書き換えは、直感的と思えるほど速くなった。
>
> 49時間＝2 1/24日。
>
> すぐに、時間と同じように、距離を換算するようになった。7 1/2インチ＝5/8フィート
>
> 〔同訳書〕

「あらゆるパターンを見つける」と私は余白に書きこんだ。

待てよ。

「パターン」だ。

このわずか数ページのあいだに、私は「パターン」という言葉を三回も使っている。

ここで、レーヴン漸進的マトリックス知能検査について考えた。あるパターンで描かれた図

がいくつか並んでいて、その中で欠けている図を選択肢の中から選ぶ。『自閉症の娘との四十年の記録』によると、ジェシーは二十三歳のときにこのテストで百人中上から六番目に相当する点をとった。さらに上級テストを受けたところ、得点は、またもや百人中上から六番目に相当した。

私は、講演会のあとで、ある少年がプレゼントしてくれた折り紙の作品についても考えた。作品は、それまでに見たどんな折り紙の作品ともちがっていた。自分でも折り紙を折ったことがあるが、一つの作品に一枚の紙を使い、簡単な説明にしたがってつくったのは、ツルのようなごくありふれた形だった。ところが、この少年の折り紙は、色がたくさん使われていて、それぞれの色が一枚の紙のもので、立体的な星の形に折られていた。私はすっかり感心して、講演旅行から家に帰ると、折り紙の星を窓の飾り棚の特別な場所に飾って、毎日眺められるようにした。ときには、飾り棚から手にとって調べた。

星の大きさは、高さ、幅、奥行きが、およそ七センチ五ミリ。角が八つあり、それぞれ三色で、色の組み合わせが同じ角は一つもない。色の数は、ピンク、紫、赤、黄緑、深緑、青、黄色、オレンジ色の八色。ということは、八枚の紙でできているのだ。どの紙も互いにかみ合わさっていて、それぞれの三角の底辺がほかの三角の底辺に接している。

あのとき、少年は私に贈り物をくれたらすぐに走り去ったが、両親がまだ私のそばに立っていた。息子さんのことを尋ねると、数学の才能に恵まれていると言った。それは筋が通っていた。あんなに複雑な構造をつくるには、たしかに数学的な頭脳が必要だ。けれども、あんなふうに繊細で美しい芸術作品は、視覚思考の産物でもあるはずだ。たぶん、数学がほんとうに得意な人はパターンで考えるのだろう。

パターン思考の例

パターンで考えるのは、画像で考えたり、言語で考えたりするのに次いで、第三のカテゴリーになるのではないか。そう気づいて以来、あちこちで例を探してみた。

シリコンバレーのあるIT関連企業で講演をしたあとで、どうやってコードを書くのか社員の何人かに尋ねた。プログラムの樹状構造《ツリー》全体を実際に思い浮かべ、それから、頭の中でそれぞれの枝にひたすらコードを打ちこむという返事が返ってきた。パターン思考者だ。

自閉症の友人でコンピュータープログラマーのセイラ・R・S・ミラーは、コーディングのパターンを見て、パターンの異常を見つけることができると語った。やはり自閉症でコンピュータープログラマーの友人ジェニファー・マッキルウィー・マイヤーズは、プログラムのツリーを頭の中で見るのかと私が尋ねると、見ないと答えた。そんなふうに画像を思い浮かべたりはしないと言う。コンピューターサイエンスの勉強を始めたときには、グラフィックデザインの成績はCだった。口で説明されても、説明が「見え」なかったと言う。ハリー・ポッター・シリーズを読んだときには、クィディッチの試合がどういうものなのかさっぱりわからなくて、映画を見てようやく理解した。でも、パターンで考えると言う。「コードを書くのは、クロスワードパズルや数独を解くようなものだ」[4]と語った。

クロスワードパズルは、もちろん言葉がかかわっていて、数独は数字がかかわっている。だが、共通しているのは、パターン思考だ。クロスワードパズルを取りあげた二〇〇六年のドキュメンタリー映画「Wordplay《ワードプレイ》」では、最高の問題を作成したのは数学者と音楽家だった。数独の腕をあげるには、マス目に入る数字のパターンを見つける力を高める必要がある。

それから科学雑誌『ディスカバー』で折り紙に関する記事を読んで、びっくり仰天した。記事によると、ここ数百年のあいだ、折り紙はいちばん複雑な形でも、手順が二十もあれば完成したが、最近では、折り紙大会の参加者はソフトウェアプログラムを使って、百の手順を要する形を設計する。雑誌には次のように書かれている。

> 複雑な折り紙のトップに君臨するのは、神谷哲史《さとし》という日本人の二十三歳の天才。最近、ソフトウェアの助けを借りずに、この分野の頂点と考えられる作品をつくった。高さ二〇センチの竜だ。目や歯、くるりと巻く舌、曲がりくねったヒゲ、トゲのある尾がついていて、無数のウロコが体全体を覆っている。紙をたたんで大まかな折り目をつけるだけで四十時間かかり、それを数か月かけて折ったり広げたりする。[5]

こんな芸当をどうやってなしとげるのだろう。「完成した形が見えるんです。それを頭の中で開いていきます。一度に一つずつ」と神谷は言う。パターンだ。

二〇〇四年、ダニエル・タメットは、私だけでなく多くの人の注目を集めた。円周率πをそれまでで最高の二万二千五百十四桁まで暗唱して、ヨーロッパ記録を打ち立てたのだ。しかも五時間でやってのけた。ということは、一分間に平均で七十五桁――一秒に一桁以上。タメットは、ほかにもさまざまな能力を披露した。わずか一週間でアイスランド語を流暢に話せるようになった。遠い未来のある日が何曜日か言いあてた。インタビューで、アスペルガー症候群と診断されたと語っている。著書『ぼくには数字が風景に見える』[6]が出たとき、私は読むのが待ち遠しくてたまらなかった。

原題の「*Born on a Blue Day*〔青い日に生まれて〕」について、タメットは最初のページで説明している。一九七九年一月三十一日水曜日に生まれたのだが、水曜日はタメットの頭の中ではつねに青い。私は先を読みつづけた。タメットは数字を、それぞれに独自の個性をもつ、独特のものと考えているという。一万までの数字の一つひとつに何らかの感情をいだいている。数字を、形や色、質感、動きとして見る。大きな数字の掛け算――たとえば「53×131」――の答えを即座に出せる。計算するのでなく、二つの数字の形が融合して一つの新しい形になるのが「見え」て、その形が「６９４３」だとわかる。

パターンだ。

タメットの思考についてもっと知りたいと思っていたところ、どうやって外国語を習得したのかという質問に答えているインタビュー記事[7]を見つけた。タメットは、たとえば、ドイツ語を独学で学んでいるときには、「小さくて丸いものは『Kn』で始まることが多い――Knoblauch（ニンニク)、Knopf（ボタン）、Knospe（つぼみ）――」ことに気づいた。長くて薄いものは「Str」で始まることが多く、たとえばStrand（海浜）、Strasse（道路）、Strahlen（光線）がある。パターンを探していたと言うのだ。

天才たちのパターン思考

今では、パターンが人間の思考法の一つであることに気づいたのは、私が最初でないと確信している。たとえば、数学者は、何千年のあいだ音楽のパターンを研究してきて、和音やリズム、音階、オクターブ移動などの音楽の特徴が幾何学的な図で描けることがわかっている[8]。最近の研究では、こうした特徴の関係を図示すると、メビウス

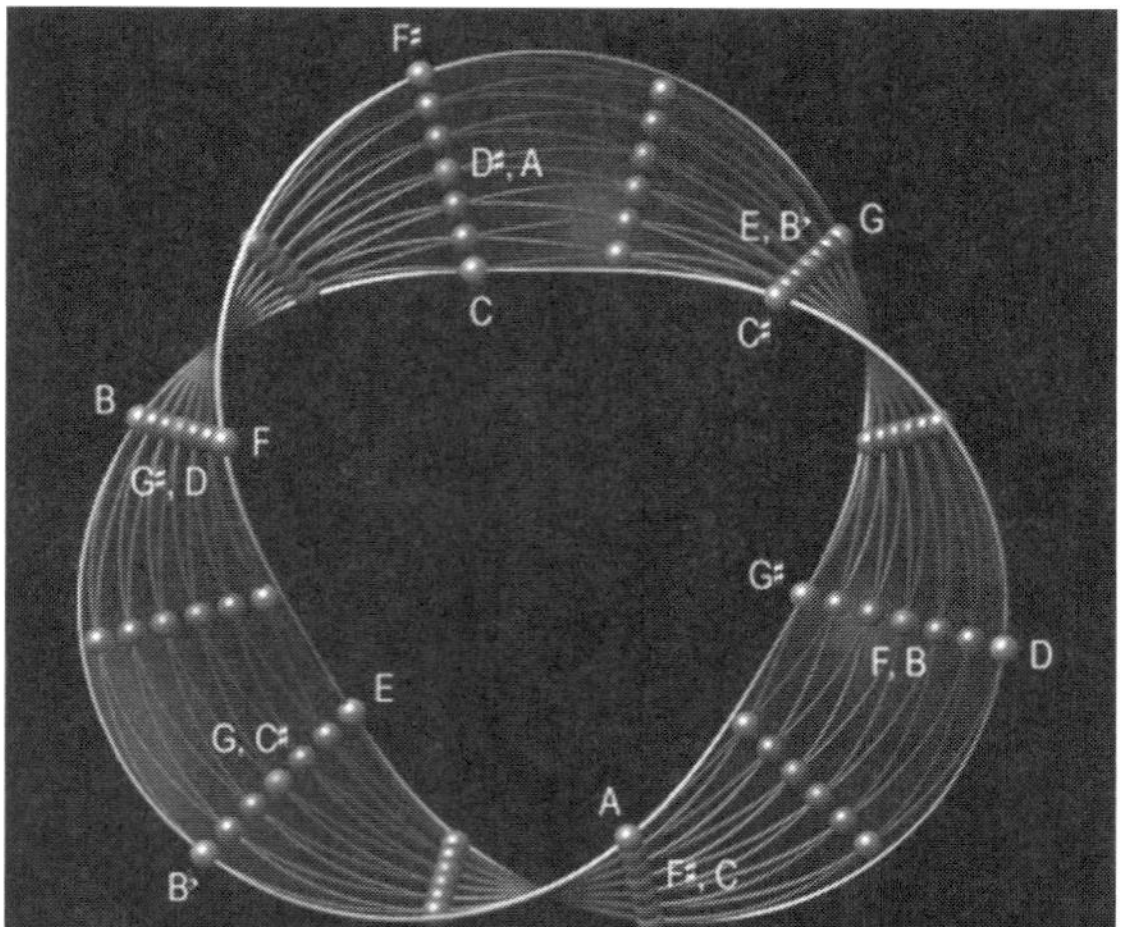

メビウスの帯で示される音楽　©Rachel Hall

の帯のような形になった。

作曲家は、もちろん、そんなことを考えて作品をつくるわけではない。数学のことなんて考えない。音楽について考える。だが、どういうわけか、数学的な音のパターンに向かって作曲している。言い換えるなら、パターンには普遍性があるのだ。クラシック音楽を調べてみると、ショパンのような大作曲家の作品には、当時まだ発見されていなかった高次元幾何学の形式が組みこまれていることがわかる。[9] 同じことは、視覚芸術でも言える。フィンセント・ファン・ゴッホの晩年の作品には、空にありとあらゆる渦巻きが見られる——雲や星が空気と光の渦のように描かれている。そして、その正体があきらかになった。二〇〇六年に物理学者がゴッホの渦巻きのパターンを、液体の乱流を求める公式にあてはめてみた。[10] 作品が描かれたのは一八八〇年代で、公式が考案されたのは一九三〇年代。それでも、ゴッホが夜空に描いた渦巻きは、液体の乱流とほぼぴたりと一致したのだ。「実際の乱流といくらか類似が見られることは予想していましたが、これほどみごとな関係があることには、正直言って驚きました」[11] と研究者の一人は述べている。

ジャクソン・ポロックがカンバスに絵の具をしたたらせて描いた絵も、一見すると絵の具がでたらめに飛び散っているように見えるが、ポロックが生まれつき直感的なパターンの感覚をもっていることを示している。[12] 作品にフラクタル幾何学の技法が使われているのだ。これは、一九九〇年代にオーストラリアの物理学者リチャード・テイラーが発見した。フラクタル幾何学とは、ロシアの人形マトリョーシカのように、同じパターンが入れ子式にさまざまな大きさ

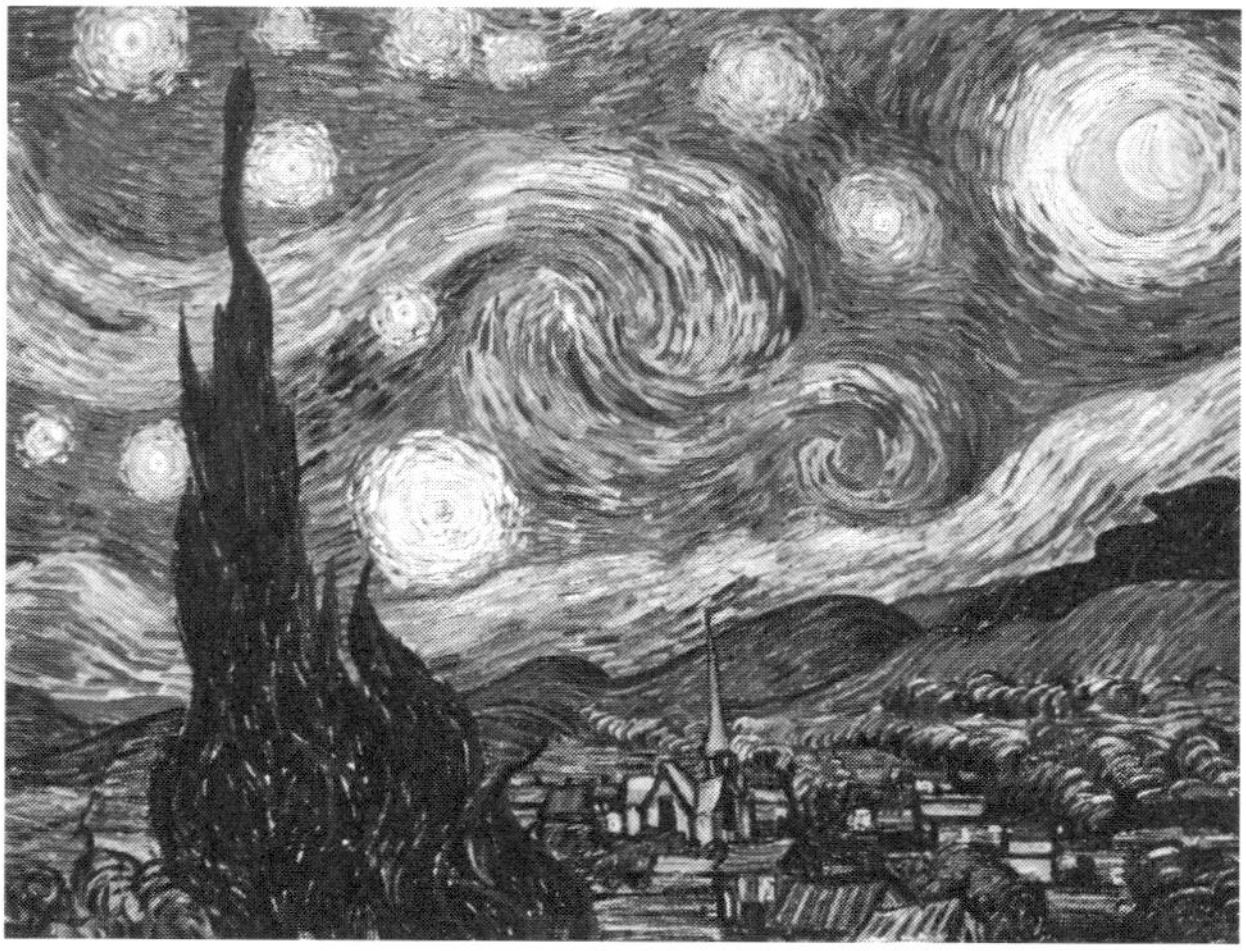

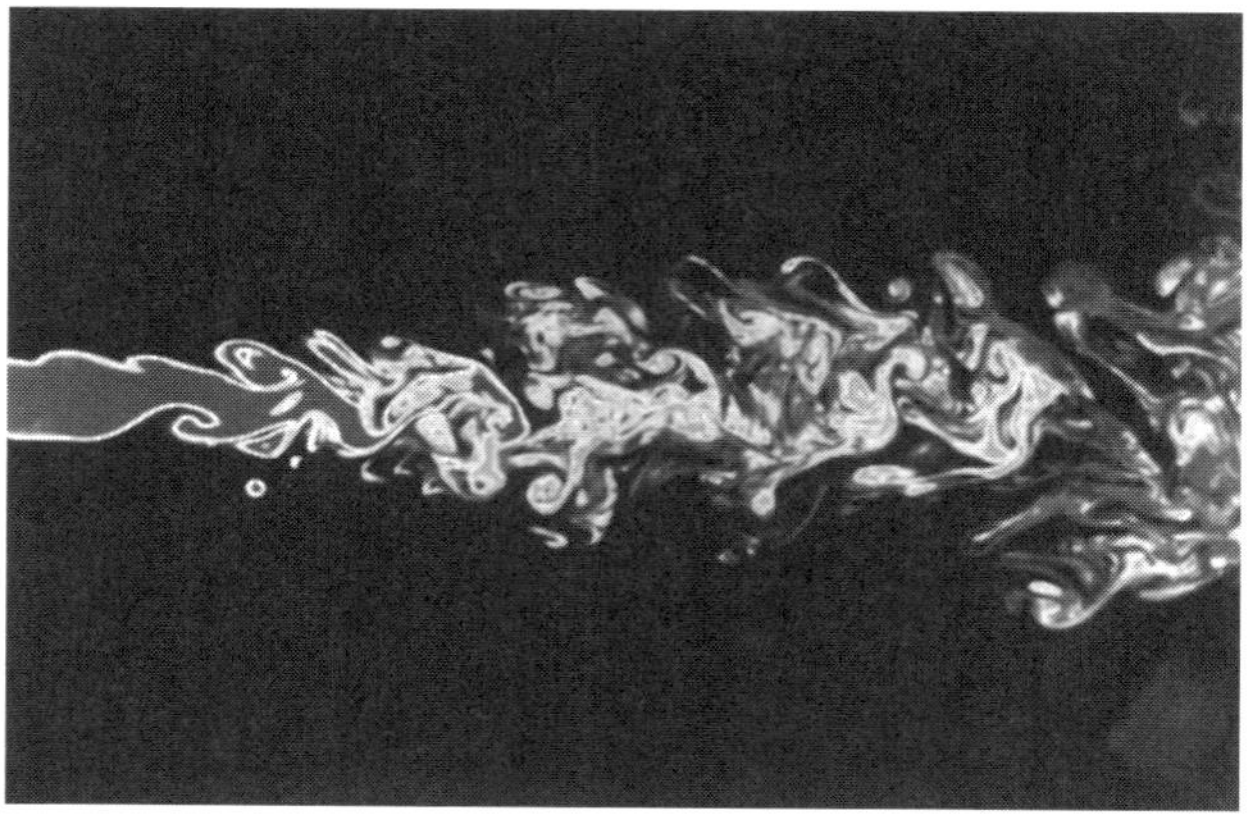

1889年にフィンセント・ファン・ゴッホが描いた「星月夜」（上）。空気の渦巻きは、乱流の数学モデル（下）と一致する。

ⓒPeter Horree / Alamy（上）、ⓒK. R. Sreenivasan（下）

で続いているものだ。ポロックが作品を描いたのは一九四〇年代から五〇年代で、フラクタル幾何学が誕生したのは一九七〇年代。テイラーは、フラクタルのパターンを調べればポロックの作品が本物かにせ物か鑑定できることも発見した。

「芸術は、ときには科学的な分析に先行する」とゴッホの研究者は述べている。ショパンは自分の思うままに作曲し、ゴッホとポロックは自分のイメージにしたがって絵を描いた。そうするのがしごく当然と感じたからだ。当然と感じたのは、ある意味では、それが正しかったからだ。天才たちは、自然のパターンを何らかの奥深い、直感的なレベルで理解していたのだ。

芸術と科学の関係は、これと逆の道をたどることもある。科学者が芸術を利用して数学を理解するのだ。物理学者のリチャード・ファインマンは、量子力学的相互作用を図示する簡単な方法を編み出して、一九四〇年代に量子力学の分野で大変革を起こした。時間と空間を通過する物質、反物質の素粒子を、一本のまっすぐな実線で示す。力を伝える粒子（光子など）は、波線あるいは破線で示す。直進する電子がもう一つの電子と波線の光子をやりとりするとき、右の電子は右側に跳ね返る。計算したら何か月もかかる等式が、図を使えば、ものの数時間で即座に理解できるようになったのだ。

二〇一一年、「Foldit《フォールディット》」というオンラインのパズルゲームの参加者が、単量体レトロウイルスプロテアーゼという酵素の結晶構造の謎を解いた。[13] この酵素の構造は長いあいだつきとめられず、解決はとても重要だったため科学専門誌で発表され、高く評価された。この快挙でとりわけ顕著な点は、ゲームの参加者が生化学者ではなかったことだ。だが、パターン思考者であ

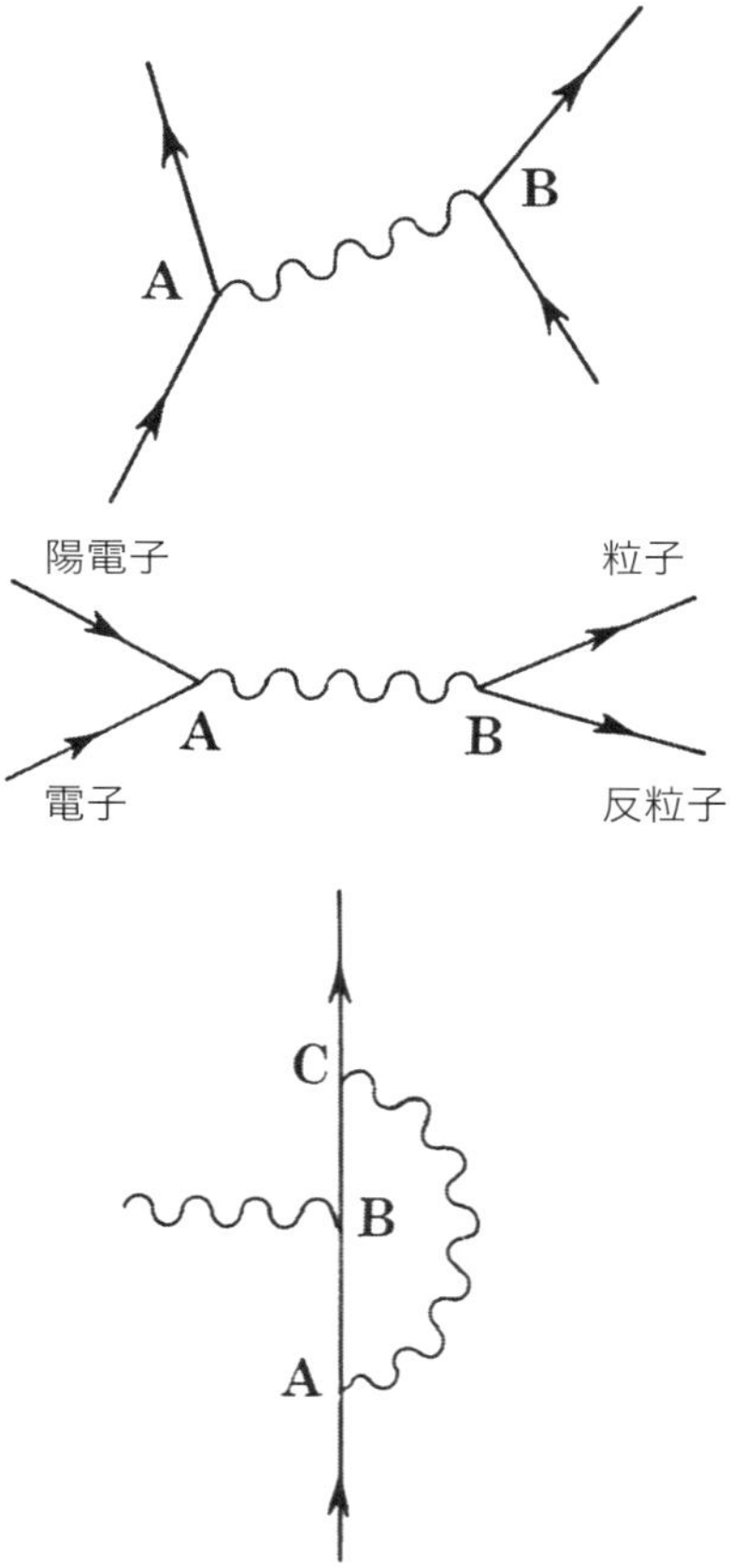

リチャード・ファインマンは、直線と波線を描いただけの図で物理学者に量子力学的相互作用を目で「見る」新しい方法を教えた。（上）Aのミュー粒子は、Bの電子とのあいだで光子を交換する（波線）。（中）左から来た電子と陽電子（電子の反粒子）はAで消滅（対消滅）し、光子を発生し、光子はBで物質と反物質という新しい形態として再物質化（対生成）される。（下）電子はAで光子を放出し、Bで第二の光子を吸収し、それから、Cで第一の光子を吸収する。

チェスの名人のテクニック

数学者には、代数で考える人と幾何学で考える人がいる。代数で考える人は物事を数と変数の観点から眺める。幾何学で考える人は形の観点から眺める。ピタゴラスの定理をおぼえているだろうか。直角三角形の直角をはさむ二辺の長さの二乗の和は斜辺の長さの二乗と等しいというあの定理。*代数で考える人は「$a^2+b^2=c^2$」を頭に思い浮かべ、幾何学で考える人なら次ページることはまちがいない。

* ちなみに、『オズの魔法使い』でかかしが脳みそをもらったあとに言うセリフは、まちがっている。ピタゴラスの定理を暗唱するつもりだったようだが、実際に言ったのは、「二等辺三角形のいずれの二辺の二乗の和も、残りの辺の二乗に等しい」。これは、何とも、とんちんかん。かかし君、残念でした。

分子置換による M-PMV レトロウイルスプロテアーゼの結晶構造をつきとめる Foldit の解答──科学者でない参加者がパターン思考を使って発見した。　ⓒUniversity of Washington Center for Game Science

ジの図を思い浮かべる。

それから、次に登場するのはチェス。チェスはどこにでも顔を出す。すでにこの百年のあいだ、認知科学者——思考を研究する学者——にとって恰好の物差しとなってきた。チェスの腕前は簡単に測定できる。だからランキングはとても正確だし、どんな研究室にも負けないくらい管理の行きとどいた環境——競技会場——で観察できる。

チェスの名人が名人たる所以《ゆえん》は何だろう。絶対に言語ではない。画像と考えられるかもしれないが、画像でもない。名人は、チェス盤を眺めるときには、これまでに対戦した試合を全部思い出して、三年前や五年前、あるいは二十年前に対戦した試合の手と同じ手を見つけるのではない（私だったら、そうするだろう）。綿

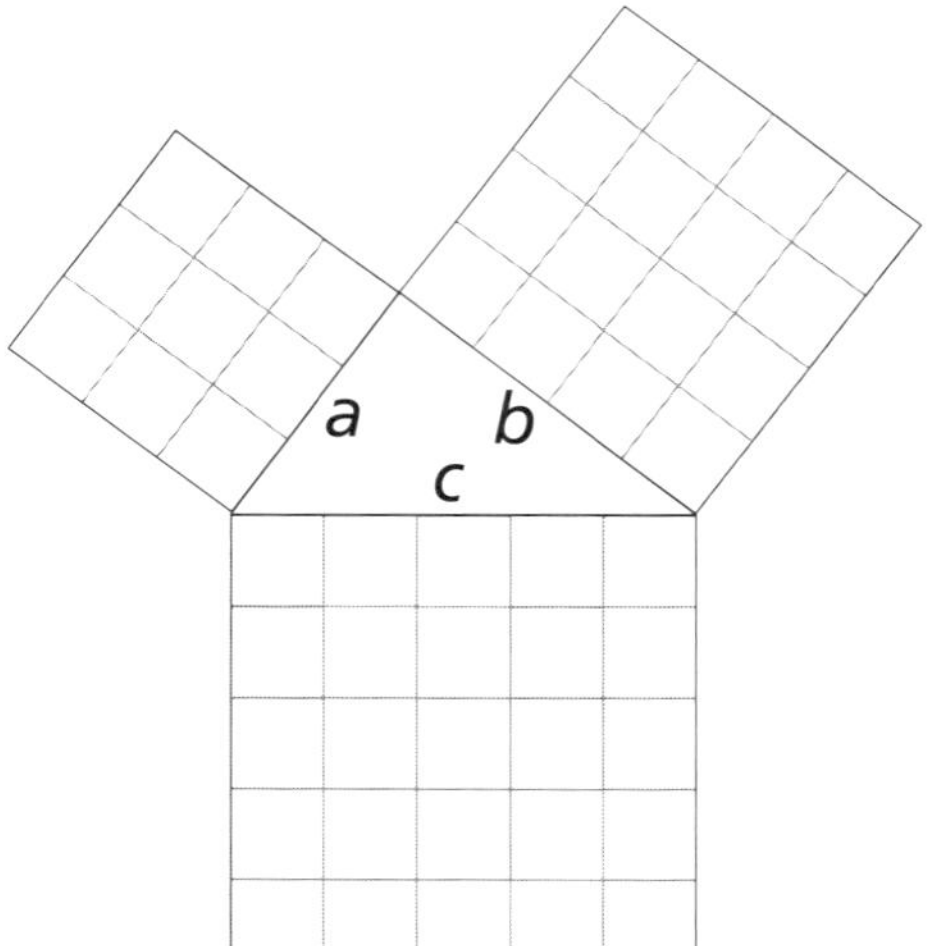

ピタゴラスの定理を表す図。 ⓒHoughton Mifflin Harcourt/Academy Artworks

密に研究した十九世紀の試合の盤を頭の中で「見て」いるのでもない。

画像でないとすると、何を見るのか。もう思い当たるだろう。パターンだ。

国際チェス連盟の最高位タイトル保持者であるグランドマスターの典型と言えば、先の手をいくつも考えられる人だ。たしかに、この技《わざ》を戦略にしているプレーヤーは多い。二〇〇四年に十三歳でグランドマスターになったノルウェイの天才プレーヤー、マグヌス・カールセンは、二十手先を計算して、つねに、ほかのグランドマスターが考えてもみなかった手に出る。[14] たいていのグランドマスターは、いくつも先の手を読むことができ、公開試合の会場でチェス盤からチェス盤へと渡り歩いて、十いくつもの対局を同時に行なっているときでも、先の手を読む。

グランドマスターがどんなふうに考えるのかを知る手がかりは、キューバのグランドマスター、ホセ・ラウル・カパブランカにあった。[15] カパブランカは、一九〇九年に、同時に二十八の対局をする公開試合に参加して、二十八局のすべてで勝った。ところが、戦略はカールセンの反対だった。

「一つ先の手しか読まない。でも、つねに正しい手だ」と語ったそうだ。

認知科学者によると、この二つの取り組み方は矛盾しない。二十手先の流れで一つの手を即座に読むにしろ、一つ先の手で一つの手を即座に読むにしろ、重要なのは、即座に読むことだという。

グランドマスターが、即座に手を読めるのは、並のプレーヤーより記憶力がいいからではない。これは、グランドマスターの記憶力を調査した研究でわかっている。また、マスターやグランドマスターは、可能性の高い手を記憶にどっさりたくわえていて、それを選択できるから、即座に次の手を読めるというわけでもない。記憶の格納庫には、たしかに、可能性の高い手がたくわえられているが、それは、一流プレーヤーがほかのプレーヤーより対局の経験を積んでいるからだ。だが、記憶から取り出すのは、より多くの可能性ではない。よりすぐれている可能性だ。経験とともに増える量だけの問題ではない。質の問題だ。

質の高い手が使えることでさえ、次の手が即座に読める理由にはならない。次の手を即座に読めるのは、パ、タ、ー、ン――認知科学者は「チャンク」と名づけている――を認識して記憶にとどめておくのが得意だからだ。

チャンクとは、なじみのある情報のひとまとまりだ。たとえば、「b」という文字はチャンクで、「e」も「d」もチャンクだ。この三つを並べた「bed《ベッド》」もチャンクで、「going to bed（寝る）」という句もチャンク。平均的な人の短期記憶は四つから六つのチャンクしか記憶できない。意味のない板に駒を並べてチェスの上級者と初心者に見せ、記憶を頼りに駒の位置を再現させたところ、どちらのグループの人も四つから六つの位置しか思い出せなかった。ところが、実際のチェス盤に駒を並べると、上級者は盤上の駒の位置を全部思い出せるのに、初心者は四つから六つの駒のレベルで止まってしまった。ほんもののチェス盤には駒のなじみのあるパターンが含まれていて、上級者にとって、それぞれのパターンが一つのチャンクになっていたのだ。専門家の目で一目見れば、三十二個の駒が並んだ盤には、四つから六つのチャンクがあるのだろう――マスターやグランドマスターは、五万以上のチャンクを知っている。ということは、五万以上のパターンを知っているわけだ。心理学者で科学史家、懐疑主義《スケプティック》の専門家（『スケプティック』誌の発行人）のマイケル・シャーマーは、人間の心のこの性質をパターニシティと名づけ、「意味のあるデータにも意味のないデータにも、意味のあるパターンを見つけようとする習性」と定義した。パターンのないときでも、人間がパターンを見つけようとするのは、なぜだろう。シャーマーは「見つけずにいられないのだ。人間の脳は、自分のまわりの世界の各点を意味のあるパターンに結びつけるように進化してきた。そのパターンが物事の起こるわけを説明する」[16]と著書『信じる脳（*The Believing Brain*）』の中で述べている。

実際、人間が判断を誤るのは、脳自体がまちがった情報をよこすからだろう。脳はパターンを見たがっていて、その結果、ありもしないパターンを見つけるのかもしれない。たとえば、ある実験で、コンピューターの画面にばらばらの方向を向いている線を何本か映し、線が全体としてどの方向に向いているかと尋ねたところ、被験者は、一貫して、実際より水平か垂直の方向に向いていると考える傾向があった。線が水平か垂直の方向に向いているように「見たい」と思うのは、人間は自然の中で水平や垂直のものを見る必要があるからだと、研究者は仮説を立てた。水平な線は自分がどっちに向かっているのかを知らせ、垂直な線は直立した人が近づいてくることを知らせてくれる。

自然界でパターンを見つける能力は、確実ではないとしても、みごとに調整されている。これがなければ、人類は存在していないだろう。パターンは、イメージや言葉と同様に、人間の思考にとって基本的な要素なのだ。人間の本質の一部らしい。

黄金比を考えてみよう。直線を一本引いて、長さのちがう二つの部分に分ける。もとの線の長さと、二つに分けた線の長いほうの比率が、二つに分けた線の長いほうと短いほうの比率と同じであれば、長い部分と短い部分は黄金比で分けられたと言う。この比率はおおよそ一対一・六一八で、数千年間、数学者はその「普遍性と魅力」に思いをめぐらせてきたと、天体物理学者のマリオ・リヴィオは著書『黄金比はすべてを美しくするか――最も謎めいた「比率」をめぐる数学物語』[17]〔斉藤隆央訳、早川書房、二〇〇五年〕で述べている。「生物学者、画家、音楽家、歴史家、建築家、心理学者」が研究してきており、「それどころか黄金比は、数学史を通じてどんな数もかなわないほど、幅広い分野の思索家を刺激してきたと言っていいだろう」〔同訳書〕。

フラクタルな世界

およそ十年前、大学を中途退学したジェーソン・パジェットという男性が悪質な路上強盗に襲われた。パジェットは、

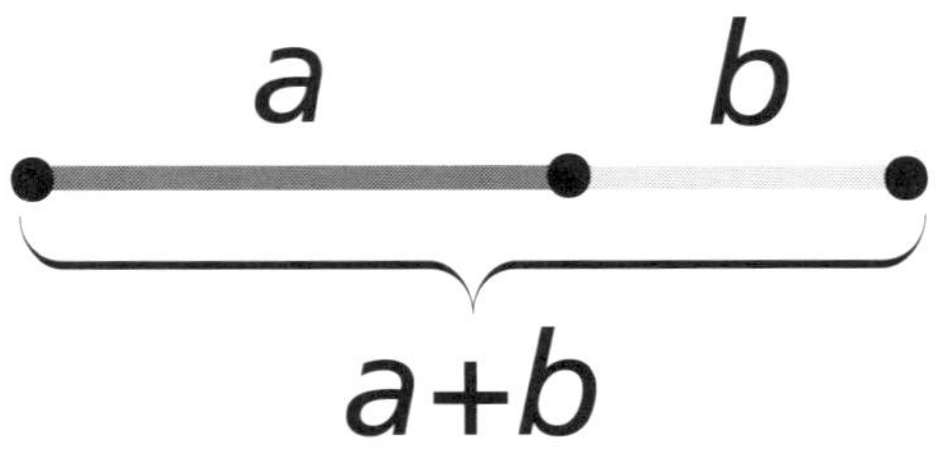

黄金比：線の全体の長さ（a ＋ b）と２つに分けた線の長いほう（a）の比率が、２つに分けた線の長いほう（a）と短いほう（b）の比率と等しい。

後頭部、つまり一次視覚野の真上をなぐられ、脳震盪《のうしんとう》を起こした。その一日か二日後から、まわりの世界が数式に見えるようになった。「どこもかしこも、ピタゴラスの定理の寄せ集めに見える。ちょっとした曲線や螺旋《らせん》、木の一つひとつが等式の一部になっている」[18]と言う。見ているものを何度も何度も、何年ものあいだ、描かずにいられなかった。その結果として描かれた絵画はすべて、数学的に正確なフラクタルであることがわかった——パジェットは数学を本格的に勉強したことなどなく、絵画の才能もなかったのだが。まるで、フラクタルがもともと頭の中にあって、解放されるのを待っていたかのようだった。

　そうだったのかもしれない。一九八三年にさかのぼるが、私は、この可能性について考察した『ニューサイエンティスト』誌の記事を切り抜いた（三十年近く気づかなかったが、そのころす

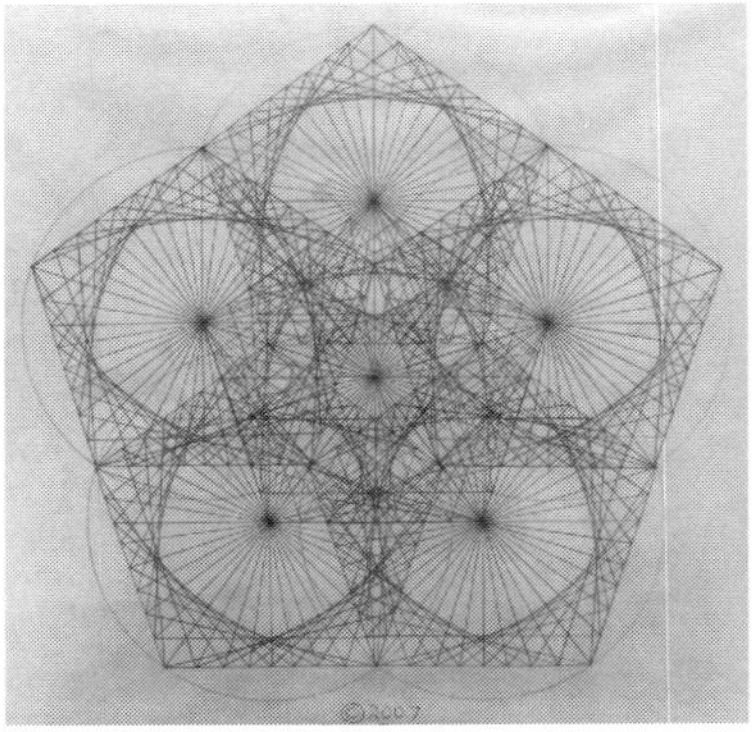

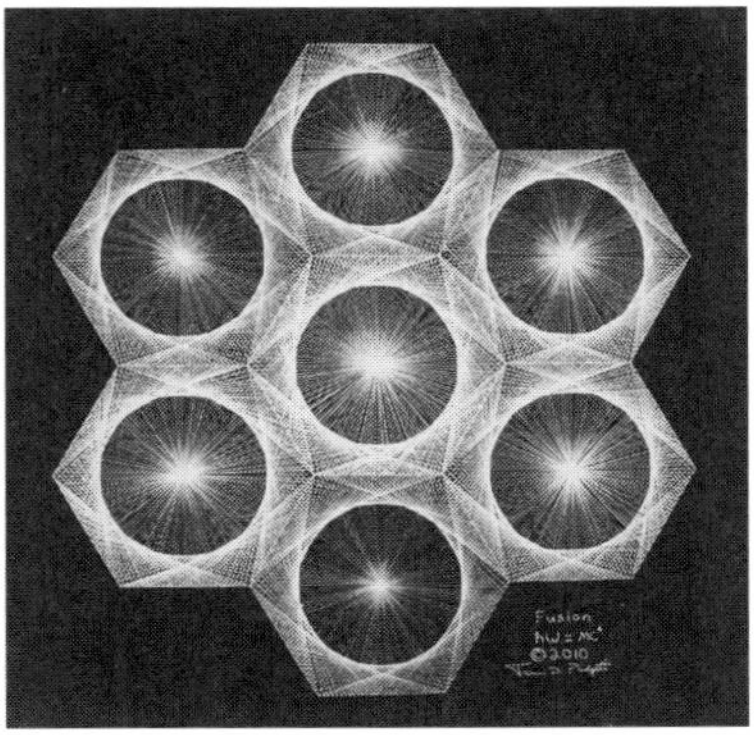

ジェーソン・パジェットのフラクタルアート。量子の星（左）、青の融合（右）。
ⓒJason D. Padgett

でにパターンというテーマに関心があったのだろう）。記事は、薬物や偏頭痛、光のちらつき、臨死体験などが原因で生じる幻視について、当時カリフォルニア工科大学の数学者だったジャック・コーワンが行なった研究を取りあげていた。[19]

　コーワンによると、一九二六年、ドイツ出身の心理学者ハインリヒ・クリューヴァーが、幻視で見える像は四つの基本的なカテゴリーの一つ、あるいはいくつかにあてはまると唱えた。チェス盤や三角形の集まりのような格子、トンネルとじょうご、渦巻き、クモの巣の四つだ。「人間は有史以来、そしてそれ以前から……幻視について報告してきた」とコーワンはインタビューで語る。「太古の洞窟壁画やロックアートにも見られ、だれもが同じ種類の心像を見ているらしく、それはどっちかというと幾何学的に見える」[20]

　コーワンは、幻視は目の動きと関係なく動くから、像が発生するのは網膜ではなく、脳の視覚野自体だという仮説を立てた。「ということは、幾何学的なパターンが見えるとしたら、脳の論理構造がパターンを映しているにちがいなく、論理構造自体が幾何学的にちがいないというわけだ」と語る。

　コーワンのチームは、この説を三十年以上にわたって追究し、今日では、二〇一〇年の『フロンティアズ・イン・フィジオロジー〔生理学の最先端〕』誌の総説論文[21]で述べられているように、「神経系のあらゆるレベルでフラクタルが見られる」ことを認めている。

　宇宙全体がフラクタルだと言ってもいいだろう。脳のニューロンのクモの巣に似た構造を見てみよう。ニューロンのこのネットワークが化学物質と電気信号を伝えている。次に、宇宙の巨大

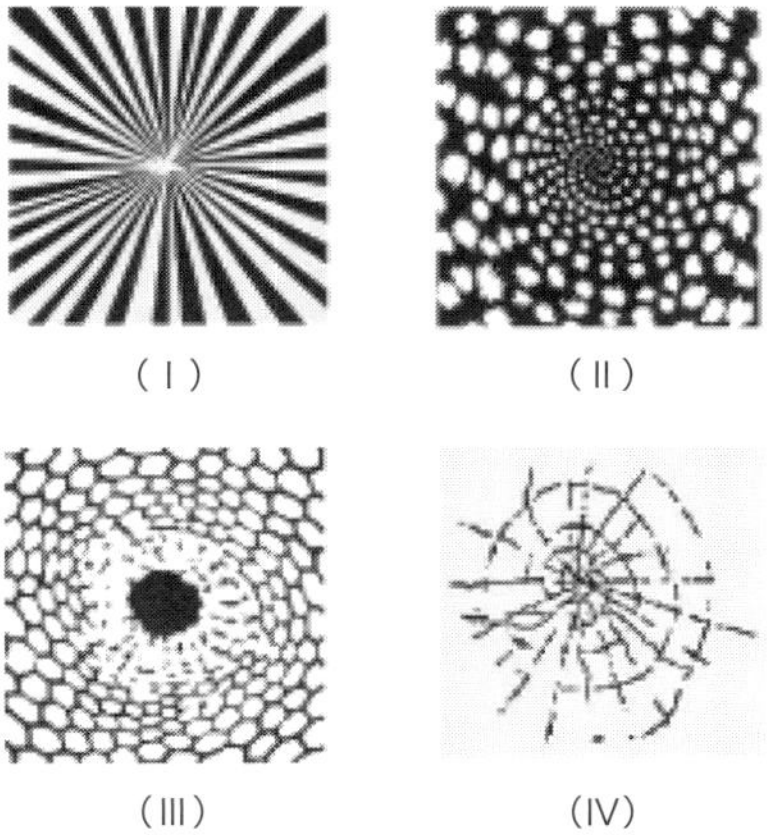

ハインリヒ・クリューヴァーの幻視のカテゴリー。（Ⅰ）トンネルとじょうご。（Ⅱ）渦巻き。（Ⅲ）格子、ハチの巣や三角形の集まりも含む。（Ⅳ）クモの巣。

な構造を見てみよう。銀河団や超銀河団が形成している大規模構造は、宇宙のクモの巣《コズミックウェブ》と呼ばれている。目を細くして二つの写真を見たら、どっちがどっちか見分けがつかない。ジョンズ・ホプキンス大学の大規模データ処理工学科学研究所の宇宙論学者は、宇宙のクモの巣の複雑な進化を解明するのに折り紙の原理を応用しているという[22]が、そういう話を聞いても驚くにはあたらないだろう。

それでも、私は疑問をいだいていた。パターン思考者なんて、ほんとうにいるのだろうか。パターン思考は独自のカテゴリーをもつ資格があるのだろうか。言語思考と視覚思考が異なるのと同じように、パターン思考は、言語思考と視覚思考とほんとうに異なるのか。人がパターンで考えることについては、何世紀にもわたる証拠があり、最近では研究も進められているにもかかわらず、パターン思考自体については語られてこなかった。それとも、語られていたのだろうか。

視覚思考の二つのタイプ

ある土曜の午後、「サーフィン・サファリ」に出かけた。これは、インターネットで大々的に、長時間かけて検索することに私がつけた名前だ。最初は目的を念頭においてはいても、一つの調べ物から次の調べ物へと、情報のジャングルをあちこち探検する。このときの目的は、思考の第三のタイプに関する科学論文を見つけること。たちまち、視覚思考者と言語思考者に関する論文は、当然ながら、山ほど見つかった。一時間近くかけて見つかったのは、それだけ。でも、ほら、あった。ある論文のタイトルの一部に「視覚思考者の二つのタイプの証拠」[23]と白地に黒い文字で端正に書かれている。言葉と視覚という二つのタイプの思考者ではない。視覚思考者の二つのタイプだ。二つのタイプとは何か。答えは、同じ主執筆者のもう一つの論文のタイトルにあった。「空間視覚思考者と物体視覚思考者」[24]

さっそく、同じ執筆者の論文を探したら、いくつか見つかった。ところが、引用索引——論文がほかの論文に引用されたリスト——を検索したところで道は途絶えた。新たな切り口で研究を行ない、私が事例から得た直感を裏づける経験的証拠を見つけている論文は、これだけだった。

論文の用語と私が使う用語は異なっていた。私が「画像で考える人」と名づけたものは、論文では「物体視覚思考者」で、「パターンで考える人」と名づけたものは、「空間視覚思考者」。だが、どちらも同じものを指している。視覚思考者をひとまとめにして一つのカテゴリーに入れるかつての方法は、まちがっていたのだ。

論文のすべてに（共同執筆者としても）名前が出ている研究者マリア・コジェヴニコフはシンガポール国立大学の認知神経科学者で、私が論文を見つけたときはハーバード大学医科大学院の放射線医学客員教授だった。話をしたら、思考の第三のカテゴリーの必要性を裏づける科学的論拠が得られるかもしれないと思い、電話をかけた。私の期待は裏切られなかった。

コジェヴニコフは、一九九〇年代の後半にカリフォルニア大学サンタバーバラ校で博士論文提出資格生として研究をしていたころ、空間能力テスト──像を見るだけでなく空間で操作することを求めるテスト──のデータを眺めているときに、奇妙なことに気づいた。[25] 自分はおもに言語思考者であると考えている被験者と、視覚思考者であると考えている被験者が、空間能力テストで、平均すると同じような点をとっているのだ。これは、おかしい。画像で考える人は、そうでない人より、空間で画像を操作するのが得意だと予想できるだろう。

コジェヴニコフはデータをもう少し深く掘り下げた。すると、空間能力テストの視覚思考者群の平均点は、言語思考者群の平均点とほぼ同じだったが、視覚思考者群の個人の点数が極端に二分していた。点数がかなり高い人と、かなり低い人がいる。全員が視覚思考者なのに、空間で物体をたやすく操作できる人もいれば、操作できない人もいたのだ。
「これは、あきらかに二峰性分布でした」とコジェヴニコフは私に言った。「あきらかです。統計データから明白なので、自分がかなり視覚的だと報告する人には二つのタイプがあったということになります。一つのグループは空間能力がかなり高く、もう一つのグループはかなり低い。そこで、こう考えたのです。たぶん、二つのグループはほんとうにちがうのだと」

そのころには、新しい脳画像技術を使う研究者が、脳に視覚の経路が二つ存在することを立証しはじめていた。一つは背側《はいそく》（上部）経路で、色や細部など物体の外観に関する情報を処理する。もう一つは腹側《ふくそく》（下部）経路で、物体がたがいに空間的にどんなふうにかかわっているかに関する情報を処理する。脳の作業分担というこの説は、すぐに定説になった。たとえば、二〇〇四年に、フランスのカン大学の脳画像研究センターとルネ・デカルト大学の研究者が、それぞれの研究所でＰＥＴ〔陽電子放出断層撮影法〕を使ってさまざまな研究を行ない、その結果を集めたところ、背側経路の活性化は物体の心像に対応し、腹側経路の活性化は空間的な心像に対応しているらしいことがわかった。[26]

人間がどちらの経路も使っていることはあきらかで、どちらをより多く使うかは、作業の内容による。コジェヴニコフの課題は、作業とは関係なく、一貫して一つの経路をもう一つの経路より重点的に使う人がいるのかどうか、あきらかにすることだった。背側――物体イメージ――思考者もいれば、腹側――空間――思考者もいるのだろうか。この可能性は、私が考えたときと同様に、コジェヴニコフも考えれば考えるほど、理にかなっているように思えた。「直感的に予想できるでしょう。視覚芸術は科学とまったく異なりますから」と私に語った。ただし、どっちの分野も視覚思考にもとづいている。

コジェヴニコフによると、この仮説を提唱した最初の論文は、八つか九つの教育専門誌に掲載を拒否された。[27]そこで、心理学専門誌に論文を送ったところ、こちらでは歓待された。

二〇〇五年、コジェヴニコフは、行動のデータを使って、視覚思考者に二つのタイプ――物体と空間――が存在すると唱える論文を発表した。[28]それからチームをつくり、二つのタイプの思考者を見分ける自己報告方式のアンケートを開発した。[29]とは言え、神経学者が行動調査や自己報告だけでは満足しないのは、承知の上だ。脳画像による証拠を要求されるだろう――そこで二〇〇八年、機能的MRIを使った研究に着手し、この研究から、物体視覚思考者と空間視覚思考者は、脳の背側経路と腹側経路を使う割合が実際に異なることがあきらかになった。[30]

コジェヴニコフの業績[31]は、今では、認知神経学の分野で幅広く受け入れられている。[32]このテーマについての講演の依頼は引きも切らない。チームが何年もかけて開発したテストは、アメリカでよく使われ、とりわけ人材選択や人事評価で人気がある。

私も、自分自身の思考と一般の思考の両方をもっとよく理解するために、このテストを受けてみることにした。

最初に受けたテストは視覚イメージ鮮明度検査。イメージを純粋に視覚的な（空間的とは反対の）観点から、どのくらいはっきり見ているのか判定するテストだ。

驚くこともないだろうが、ほとんどの問題で、イメージが鮮明に思い浮かんだ。「虹がかかっています」という問題文を読んだときには、すぐさま、数日前にシカゴのホテルで見た虹を思い浮かべた。結果は、八〇点満点の七一点。コジェヴニコフによると、この合計点は「かなり高い」。「視覚芸術家のレベル」で、視覚芸術家の平均点は七〇・一九点だ。

次に、キメの粗さをくらべるテストを受けた。説明には「キメは密度で、大まかに定義すれば、一定の面積（あるいは体積）に対する『点の数』です」と書かれている。見ることが秘訣だ。だから、私にとって、テストは楽勝だった。山盛りの木炭とバスケットボールのゴールネットの目のどっちがキメが粗いかと尋ねられたら、木炭の一かけがバスケットボールのゴールネットの目を通るところが見える。結果は、二十問中十七問が正解だった。この点数は「非常に高い」とコジェヴニコフは言った。視覚芸術家では、平均点は一一・七五点。科学者と建築家は九点に届かないそうだ。

二つのテストの結果は、かなり興味深かった。私は二度も、科学者ではなく視覚芸術家と同じ範囲の点をとった。でも、私は科学者だ。

続いて空間能力のテストを受けた。問題は、たとえば、紙を半分に折り、それをまた半分に折って鉛筆で穴を一つ開け、それから元通りに開くと、紙はどういう状態になっているかといったことを思い浮かべて答えるものだ。得点は平均以下——正解は十問中四問。ところが、またもや、点数は視覚芸術家と一致して、科学者と建築家の点数の逆だった。もう一つのテストでは、直方体を直角に交わらせたさまざまな立体の図が並んでいて、それぞれを頭の中で回転させて同じ形のものを見つける（下図）。このテストは、問題を解くことすらできなかった。短期記憶がないも同然だから、頭の中で物体を回転させはじめるころには、物体が最初にどんなふうに見えていたか忘れてしまうのだ。

コジェヴニコフにこの結果を報告すると、べつのテストが送られてきた。またしても空間能力のテストだったが、今回は物体が回転するところを想像するのでなく、いくつかの物に関連して自分の視点を変える。テストには、花、家、停止標識など、さまざまな物がばらばらに置かれているところを上から見た図が描かれている（223ページ図・上）。問題は、自分が、たとえば、花の位置に立って、木のほうを向き、猫の方向を指さしていると想像し、自分が指さしている角度を、自分を中心にした円か

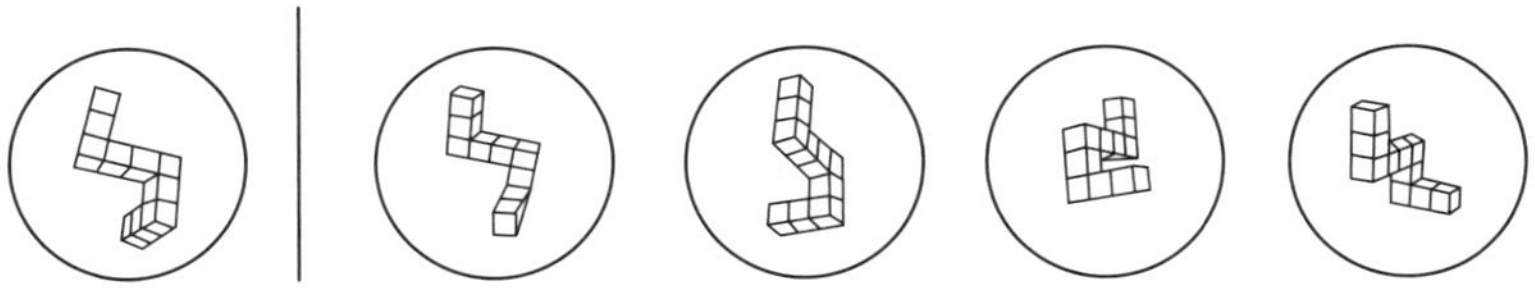

左の立体図を回転させると、右の４つの図の２つと一致する。その２つとは、どれとどれか。答え：２番目と３番目。

ら求める（左ページ図・下）というものだ。角度をあてるのなら、私は得意だ。家畜施設の傾斜路を見て、「あの傾斜角度は二〇度ね」と言うと、合っている。嘘ではない。ところが、このテストでは、自分がこの場所の上に浮かんでいると想像して、下で立っている人の視点から角度を答えなければならない。ともかく、少なくとも問題は全部解いた。でも、そんなことは関係なかった。得点は〇点。

この結果は、何としても納得できなかった。私は、頭の中で設備を試運転するときには、自分をイメージのまわりで動かすことができる。設備の上を飛んだり、中を通り抜けたり、まわりを歩いたりする。ヘリコプターの視点から施設全体を見おろして、設備を眺めることだってできるし、地面の高さで歩きまわる動物の視点から見ることもできるのだ。

私の空間能力は決して劣ってはいないはずだ。これをきちんと示す方法はないのだろうか。

コンサルタントの仕事をするときには、会議室に通され、プロジェクトの仕様を見せられることがある。私はじっと座ったまま、頭の中で「映画」を上映する。設計が最後まで実行されるところがばっちり見える。この技を、コジェヴニコフのチームの論文に掲載された練習問題で使ってみた。問題の一つは、ホッケーのパックが直進しているときに、進行方向に対して直角に蹴ったら、パックはどの方向に進むか（225ページ図・上）。答えは、すぐにわかった。パックは蹴られたところから斜めに直進する。次の問題は、「台車が矢印の方向にまっすぐに進んでいて、台車の柱のてっぺんにボールがある。ボールが柱のてっぺんから台車の床に落ちたら、落ちるときに描く線は、いっしょに台車に乗っている人には、どんなふうに見えるか」（同ページ

空間的方向づけ

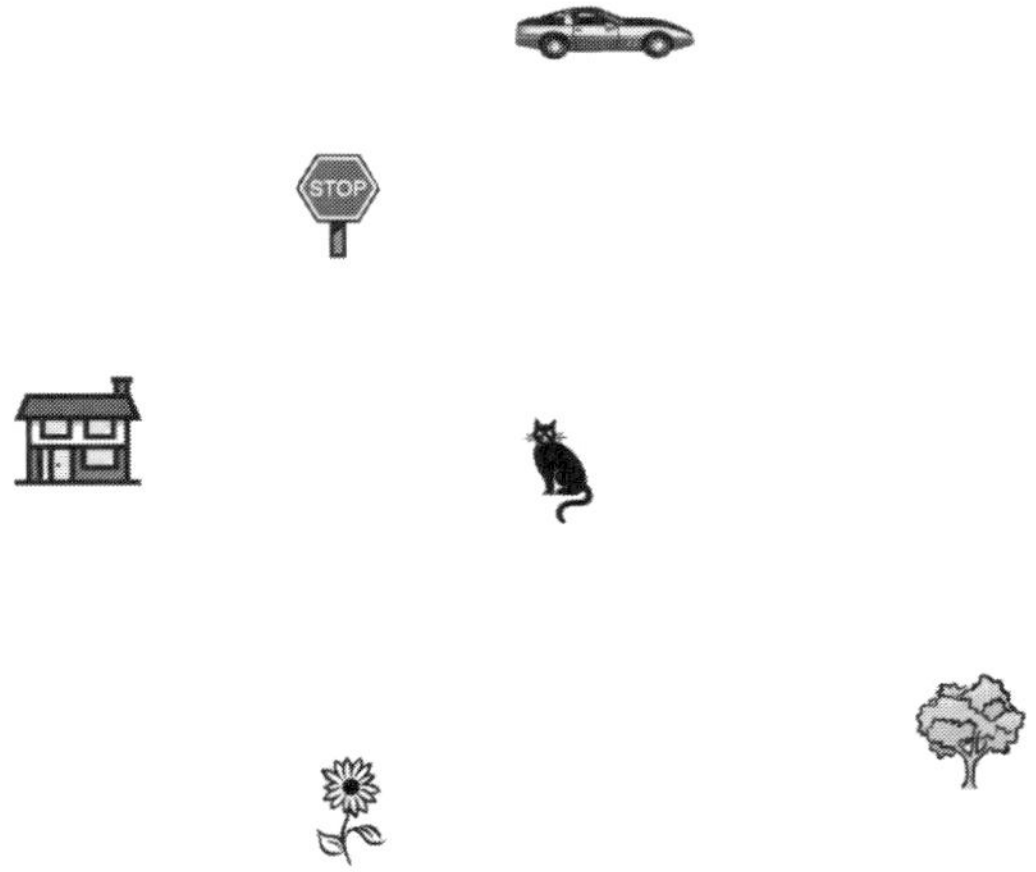

例：
花の位置に立ち、**木**に顔を向けたときの、
猫の方向はどちらか。

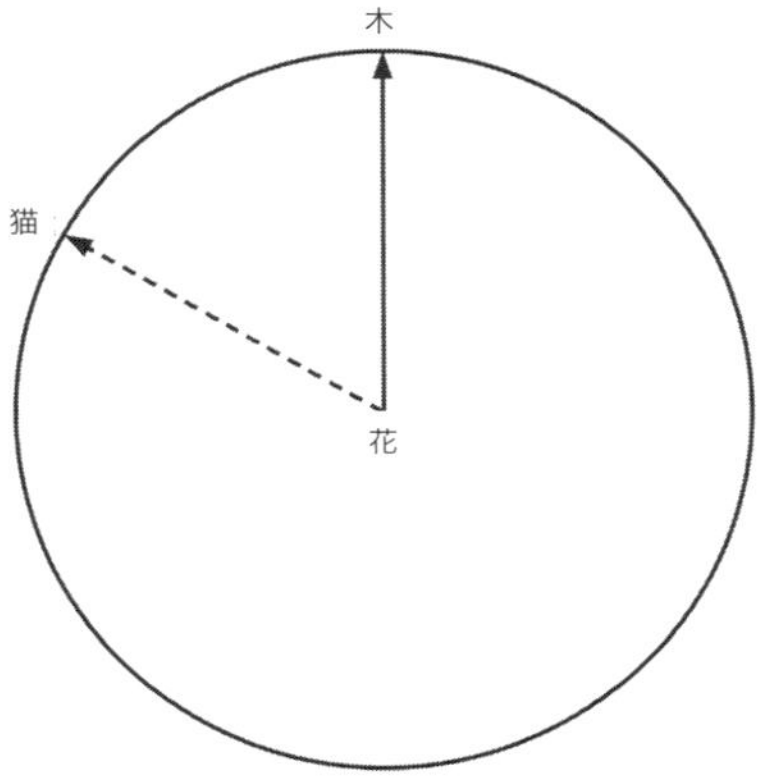

視点定位・空間的方向づけテストの例　　©Kozhevnikov & Hegarty (2001)

図・下)。ボールはまっすぐに落下しているように見えるだろう。「道端で台車を見ている人には、どんなふうに見えるか」。ボールは、台車といっしょに前進するから、前に向かって動いているように見えるはずだ。パックの問題も、台車の問題も正解。どうしてわかったのかというと、頭の中で映画を上映することができたからだ。

私は、空間能力テストの結果に戸惑っていることをコジェヴニコフに打ちあけた。「写真を撮るときには、屋根の上でベストショットが撮れるいちばんいい場所を地上から判断できます。そんな私が、空間思考者でないはずがないと思うんですけど」

コジェヴニコフの返事によると、私は、屋根の上から見る景色を想像しているときには、空間で物体を操作しているのではないのだそうだ。空間で自分を操作しているのだ。新しい視点から物体を思い浮かべているのだが、物体を思い浮かべていることに変わりない。まだ、画像で考えている。図面を引いているときや工場の改築をしているとき、プロジェクトを企画しているときには、思考は物体のイメージから始まる。そう言えば、頭の中の映画も始まるときは静止画像だ。

なるほど、だから、テストでああいう点をとったのだ。物体を思い浮かべるテストの点は高かった——視覚芸術家と同じかもっと高い。空間を思い浮かべるテストの点は低かった——視覚芸術家と同じかもっと低い。私は視覚思考者だ。どっちのテストでも、点数は視覚芸術家の点数と驚くほどよく似ている。それでは、私は科学者なのに、私の点が高かったテストで科学者の平均点が低く、逆に私の点が低かったテストで科学者の平均点が高いという事実は、どう

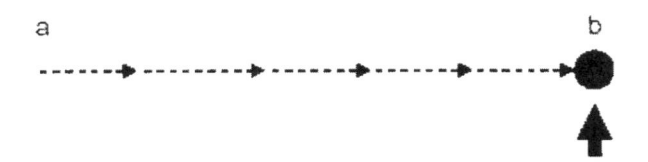

ホッケーのパックがａからｂまで直進している。ｂに達したときに太い矢印の方向に強く蹴ったら、パックの進み方は下図のどれと同じか。　ⒸDavid Hestenes

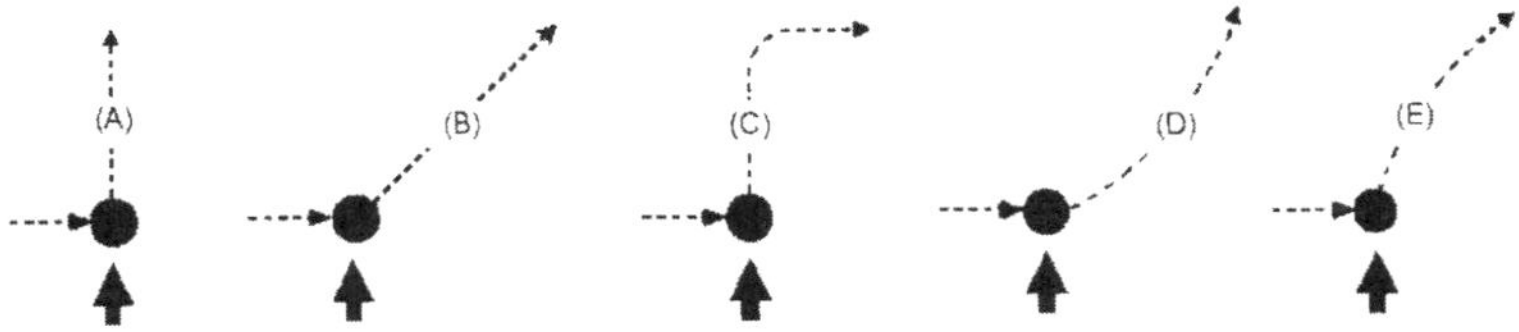

正解（B）──蹴られたところから斜めに直進する。　ⒸDavid Hestenes

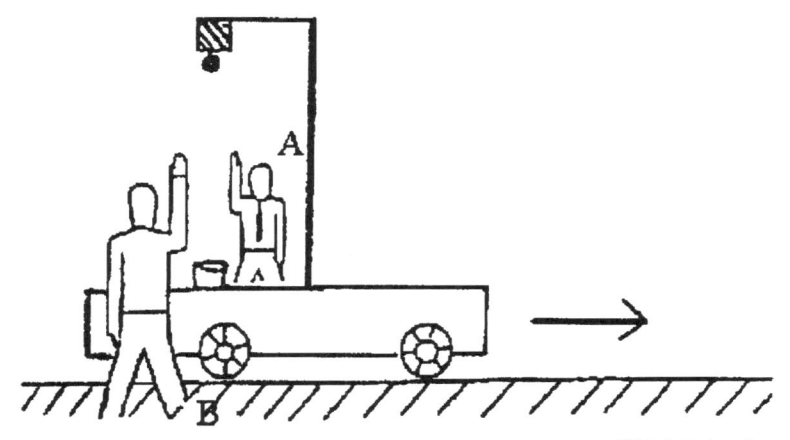

ⒸMaria Kozhevnikov

説明したらいいのだろう。

科学者と芸術家のちがい

共著者のリチャードもテストを受けてみた。空間能力テスト――紙を折ったテスト、頭の中で立体を回転させるテスト、花の位置に立って木のほうに顔を向けて猫を指さすテスト――はどれも満点。ところが、キメの粗さのテストは二〇点満点の一一点だった。そんなに悪い点ではないが、私とちがって、二つの物体を思い浮かべて比較できるというカテゴリーに入らない。リチャードは、著述家だから、自分を言語思考者と思っている。視覚テストでは、科学者と変わらないすぐれた空間能力もあることがわかった。だから、科学者でなくても、科学について書く仕事をしているのは、当然と言えば当然だろう。

リチャードがどんなふうに考えるのか推測するテストの結果と、実際にどんなふうに考えているかは、あきらかに一致している。それでも、同じテストを受けたら、私は、実際の自分とはちがうタイプの思考者だった。なぜだろう。

答えは自閉症だから。コジェヴニコフの論文の一つに、抽象画を二枚並べた問題があった。一枚は、色が飛び跳ねるように大きく広がっている。全体的な印象は躍動的だった。もう一枚には、さまざまな幾何学的な形が描かれている。印象は静的だった。私は、色が飛び跳ねている躍動的な絵を見たときに、すぐさま、読んでいた本で見たばかりの戦闘機の挿絵が頭に思い浮かんだ。静的な絵では、母の裁縫箱が思い浮かんだ。

二枚の絵の話をしているときに、「どんな気持ちになるのかな」とリチャードが私に尋ねた。

「気持ちって？」

「お母さんの裁縫箱が頭に思い浮かぶとき、どんな情動反応があるんだい」

「何も。あの絵を見ると母の裁縫箱が思い浮かぶのは、絵が裁縫箱に似ているような気がするから」

それでも、リチャードの言っていることはわかった。ほかの人なら、母親の裁縫箱に愛着があって、子どものころをなつかしく思い出すのだろう。そして、実際に、コジェヴニコフの研究では、画家は二枚の絵画の説明をするときに感情にかかわる言葉——「衝突」「打開」「極端な緊張」——を使った。

そこで、はたと気がついた。私は画家のように見ても、画家のようには感じないのだ。

私の感情は科学者のような作用をする。科学者は、二枚の絵の説明をしたときに、感情にかかわらない言葉——「四角」「しみ」「結晶」「鋭角」「見本」——を使った。科学者やエンジニアが感情をもたないと言っているのではない。たいていの科学者やエンジニアは、母親の裁縫箱に何らかの感傷をいだくだろう。けれども、この絵を見た科学者は、母親の裁縫箱も、何らかの物体も、頭に思い浮かべなかった。幾何学的な形が見えた。実際に存在するものを見たのだ。そして、実際に存在したのは、何らかの感情を引き出すたぐいのイメージではなかった。それに対して画家は、観念として存在するものを見ていて、観念として存在したものは、たしかに、何らかの感情を引き出すたぐいのイメージだった。私もそこに観念として存在するものを見た——ただし、そのイメージは私の心に何の感情も引き起こさなかった。

自閉症の特徴を、ポジティブにでもネガティブにでもなく、正確に説明したミシェル・ドーソンと同様に、私は具体的な物に何らかの感情をいだかない。だから、客観的に取り扱うことができる。そんなふうにしか扱えない。

だからこそ、ある種の設計ミスをするエンジニアがいても、私は絶対にそういうミスをしない。空間視覚思考をするエンジニアもいるが、私は物体視覚思考をする。だから、大惨事が発生する前に事故を頭の中で見ることができる。自動車のエアバッグで子どもが何人も死んだのは、エンジニアがまちがった指示——バッグは、事故が発生したときに、シートベルトをはめていない成人を保護するべし——に盲従したからだ。私だったら、ダミーを使った衝突テストを見れば、赤ちゃんがエアバッグの衝撃に耐えられない光景が、簡単に頭の中に見えただろう。二〇一一年に日本で津波が発生したときに、福島の原子力発電所でメルトダウン事故が起こったのは、防波壁を乗りこえた津波が主電源だけでなく予備電源にまで浸水したからだ。そして、予備電源はどこにあったのか。地下室——海の隣にある原子力発電所の地下室だ。私は事故の解説をいくつも読んだときに、海水が発電所に流れこむところが頭の中に思い浮かんで、緊急予備電源が水面下に姿を消すのが見えた（これも、私がコンサルタントとしてする仕事。事故を発生前に見通す）。

だから、テストの結果は、結局、筋が通っていたのだ。私の考え方を推測するテストの結果は、私の実際の考え方とあきらかに一致する——自閉症を等式に組み入れたとたんに。高い物体イメージ力＋自閉症＝科学的頭脳。少なくとも私の場合は、こうなる。

三種類の思考があるという仮説が理にかなっていることに満足したところで、次の疑問がわいてきた。「仮説を自閉症の脳の手助けに役立てられないだろうか」

ジャックをおぼえているだろうか。スキーのレッスンを三回受けただけで、三年かけて練習した私より上手にすべった少年だ。私はスキーが苦手だった。それは、小脳がふつうの人より二〇パーセントも小さいからだ。でも、私にもできることはあった。絵を描くこと。設計をすること。

それで、ジャックがスキーの練習にはげんでいるあいだ、ゲレンデのてっぺんで仕事に取りかかった。私に合っている仕事、リフト小屋の修繕だ。節目の多い松材を取りつけ、色を塗り、白いペンキで縁取りして、高校の校章入りのかっこいい看板をつくった。見苦しい合板製の掘っ立て小屋を、優雅な建物に変身させたのだ——その優雅な姿は、私がこういう人間であるがゆえのぎこちない動作とは、おおよそ似つかわしくなかった。

この体験は、どうすれば自分の強みを発揮できるかという若い日の教訓になった。もちろん、あのころは、自分を視覚思考者だとは思っていなかった。でも、絵を描くのは、私にできること、しかもいちばん得意なことだとわかっていた。それで絵を描いた。自然が与えてくれたものを一生懸命はぐくんだのだ。

成功の決め手は努力か才能か

このところ、生まれつきの才能と育った環境の関係がマスコミで大きな注目を集めている。とりわけ、「一万時間の法則」は多くの人の心をとらえているようだ。法則は、『ニューヨーカー』誌の記者マルコム・グラッドウェルが考案したのではないが、グラッドウェルの著書『天才！成功する人々の法則』[1]がベストセラーになって世間に広まった。法則の原理は一九九三年に行なわれた研究[2]にさかのぼり、論文では「十年の法則」と名づけられた。名称はともあれ、この法則は、基本的には、どんな分野でも達人になろうと思ったら、少なくとも一定量の時間、努力する必要があると言う。

一体、何をそんなに騒いでいたのだろう。古いジョークでも「カーネギーホールには、どうやって行くの」という問いの答えは「練習、練習、練習さ」で、「生まれつき才能があって、何もしない」ではない。だが、切りのいい大きな数字をもってくれば、成功の公式が現実味をおびたり、「練習、練習、練習さ」と言うだけより科学的に見えたりするのだろう。それでも、法則をこんなふうに解釈するのは、理にかなっているように思える。才能＋一万時間の努力＝成功？　才能＋十年の努力＝成功？　その通り！

ところが、法則はそんなふうに解釈されていないことが多い。『フォーチュン』誌が一万時間の法則を取りあげた記事を見てみよう。記事は二〇〇六年に掲載されたが、今でもまだインターネットにたくさん出ている。記事の冒頭には、世界で有数の大富豪ウォーレン・バフェットの例があげられている。「最近バフェット氏が本誌に語ったところによると、自分は『資本を配分するように生まれついていた』。……だが、世の中そう簡単にはいかない。第一、ある種の職業の天分をもちあわせている人などどこにもいない。目標を定めた天分なんぞ存在しないのだから（失礼、ウォーレンさん）[3]」

ここで問題になるのは、「目標を定めた」という言葉だろう。ウォーレン・バフェットは、とくにCEOになるように生まれついていたのだろうか。たとえばデイトレーダーとして働くのではなく、バークシャー・ハサウェイ社みたいな巨大企業を経営するように生まれついていたのだろうか。そうではない。それでは、ビジネス脳——複雑な計算をして、リスクをいとわず、チャンスを見のがさない、といったその時代のトップの投資家になるような能力をすべてそなえている脳——をもって生まれてきたのだろうか。その通り、と私は思う。

たしかに、バフェットは一万時間、あるいは十年の努力をつぎこんだ。十一歳のときに初めて株式を購入し、十五歳で友人とピンボール台の事業を開始して成功し、高校を卒業する前に農場を購入するほどの金持ちになった。

これは、ビジネスに関心があって、せっせと一万時間をつぎこんでいる人の経歴ではない。

ビジネスをするために生まれた人の人生行路、ビジネスをするように運命を定められていたとまで言えそうな人の人生行路と考えられるだろう。

『フォーチュン』誌の一万時間の法則の解釈は、才能をないがしろにして努力ばかり重視している。だから、生まれつき才能のある人にとってはいい迷惑だ。

いや、迷惑どころでないかもしれない。解釈の中には、才能を完全に度外視しているものもある。

一万時間の法則について、インターネットのSquidoo《スクイドゥ》（Wikipedia《ウィキペディア》のようなグローバルコミュニティーサイトで、ユーザーが話題のテーマについて簡単なページを作成できる）には、次のような解説が掲載されている。「芸術であれ、スポーツであれ、ビジネスであれ、自分のめざす分野で達人になりたいと思ったら――なれる。世間で信じられているのとは反対に、成功に導いてくれるのは、かならずしも生まれつきの天分や才能ではない。つぎこむ時間だ。ということは、だれでも成功できる」

それはちがう。だれもが成功できるわけではない。グラッドウェルがあげているビル・ゲイツの例を見てみよう。一九六〇年代の後半、ゲイツはまだ高校生だったころにテレタイプ端末を使いこなし、コードを書く時間が確保できるように数学の教師から授業を免除されていた。コンピューターのコードにやみつきになり、一万時間後には――ご存じの通り。

ゲイツのようにはいかなかった人もいる。一九六〇年代の後半、私は、フランクリン・ピアース大学の学生だったころに、ゲイツと同じ端末――まったく同じテレタイプ端末を使っていた。学校のコンピューターシステムはニューハンプシャー大学の大型汎用コンピューターに接続していた。私は好きなだけアクセスすることができたし、やる気満々で、しかも接続は全部無料だった。ほんとうに、暇さえあればコンピューターに向かっていたかったものだ。そういうものが大好きだったし、新しい技術がどんなふうに役に立つのかためしてみるのが、とても楽しかった。汎用コンピューターは〈ラックス〉という名称で、電源を入れると「こんにちは、ラックスです。サインインしてください」というメッセージが紙にタイプされる。私ははやる気持ちでサインインする。

それでおしまい。私は、そこまではできた――だけど、そこまで。見こみがなかったのだ。私の脳はどうしても、コードを書かせてくれるようには働かない。だから、だれでも優秀なコンピュータープログラマーになれるのだから、私も一万時間〈ラックス〉に話しかけていたら優秀なコンピュータープログラマーになっていたなんて、それはおかしい。

私はこう考える。

才能＋一万時間の努力＝成功

あるいは、こんなふうにも考えられる。

生まれつきの才能＋育った環境＝成功

スクイドゥはこう言う。

一万時間の努力＝成功

あるいは、こんなふうにも言える。

育った環境＝成功

とんでもない話で、一万時間の法則のこの解釈は、どう考えてもおかしい。ウォーレン・バフェットの成功を分析している『フォーチュン』誌の記事に負けず劣らず、スクイドゥに掲載された解釈は、生まれつき才能に恵まれている人に不公平だ。生まれつき才能に恵まれていない人にも迷惑な話だろう。希望を非現実的なレベルに引き上げているのだから。脳にもとづく欠陥（たとえば、小脳がふつうの人より二〇パーセント小さい）は、どんなに努力しても克服できるわけではない。

神経構造は宿命ではない。遺伝子もしかり。どういう人間になるかを決定するわけではない。どういう人間になるかもしれないかを決定するのだ。だから、ここで何をしたらいいのかというと、どうすれば自閉症の脳がほんものの強みの領域を築くことができるか——どんなふうに手助けすれば、何であれ、いちばん得意なことをするように脳を実際に変えられるか——に的をしぼることだ。

脳は変わる

脳に可塑性《かそ》がある——脳は、子ども時代だけでなく、人が生きているあいだずっと新しい接続をつくることができる——という考え方は、まだ生まれたばかりだ。それがわかったのは、脳に関するいくつもの新しい考え方と同様に、脳画像技術のおかげだ。一九九〇年代までは、脳は、時間の経過とともに、基本的には変化することはない、あるいは劣化すると考えられていた。この考え方をひっくり返したのは、ロンドンのタクシー運転手に関して、二〇〇〇年にイギリスの脳科学者エレノア・マグワイアが主導した研究だ。[4]

ロンドンのタクシー運転手は、資格をとるために、「ザ・ナレッジ（The Knowledge）」というテスト——市内のすべての場所とそこにいちばん早く着く道順を答える——を受けなければならない。ロンドンの中心部から放射状に走る二万五千本の通りの名前と位置をすべておぼえるのだ。これには平均的な人で二年から四年かかる。志願者は、数か月にわたって行なわれる一連のテストで、この知識を証明する。テストは試験官と一対一の面接形式で行なわれ、試験官が出発地と目的地をあげ、受験者は、その道順を、どこでどの方向に曲がるかなど、くわしく説明する。

この研究では、資格をもっているロンドンのタクシー運転手十六人の海馬をＭＲＩで調べた。海馬には、私たちがあっちに行ったりこっちに来たりするのを手助けする細胞が、三種類あると考えられている。場所細胞は、目印となるものを認識する。方向細胞は、進行方向を知らせる。格子細胞は、それまでいた場所と関連して現在いる位置を知らせる。マグワイアは、ザ・ナレッジに合格した運転手の海馬が対照被験者より大きいことを発見した。さらに、運転手が仕事を長く続けるほど、海馬は大きくなった。運転手が仕事をやめたら、海馬はどうなるのか。追跡調査によると、標準の大きさにもどっていた。

「脳には筋肉に似た性質がある。ある領域を使うと、その領域は成長する」とマグワイアは言う。

ところが、脳の一部の領域を使わなくても、それがかならずしも萎縮するわけではない。インドの事例は、脳科学者の関心を集めている。生まれつきほとんど目の見えなかった男性が視覚を回復したのだ。ＳＫというこの男性は、水晶体がないまま眼球が成長する先天性の無水晶体眼だった。視力は〇・〇二。まわりの世界がぼやけて見えた。ＳＫは二十九歳のときに巡回医師から眼鏡をもらって、視力は〇・一六まで上がったが、見ているものが理解できるようになるのかどうか、医師にはわからなかった。たとえば、ＳＫは黒と白のまだらの模様を見ることができても、模様が動かなければ、牛の体の一部だとわからない。最初は、視覚能力はあまり発達しなかった。基本的な二次元物体はいくつか認識できたが、それ以上は認識できなかった。

しばらくのあいだ、視覚の質に変化はなかった。改善が見られなかったのは、驚くにあたらない。神経学の説によると、脳には視覚を発達させるタイミング〔臨界期〕があり、タイミングはごく幼いころに訪れ、一度逃したら二度と訪れない。

それでも、SKは、眼鏡をもらっておよそ十八か月後に、複雑な物体をいくつか認識できた。以前にはとらえられなかった色と明るさのちがいを区別することができた。牛が動かなくても、牛だとわかる。

見えるのだ。

変化したのは視力ではなかった。脳が画像を処理する方法が変わったのだ。視力は〇・一六のままだったが、画像を新しい方法で解釈できるようになった。脳は適応する時間が必要だったのだ。

SKの例により、視覚が脳でどんなふうに発達するのかについて、それまでの数多くの考え方を変えることになった。これからは、八歳——以前は治療の上限——以上の目の見えない子どもも、救えるかどうか調べてみなければならない。脳画像があきらかにするものを見ていく必要があるだろう。ある脳科学者は驚嘆した。「人間は自分がもっている視覚の使い方を学べるのだ」

脳の眠っている領域は、「目覚め」て、本来の役割を果たすだけでなく、目的を設定しなおされて、想定外の仕事もする。

マサチューセッツ眼科・耳科病院の研究チームは、生まれたときから目の見えない人の脳の活動を調査する方法を開発した[5]。方法はロールプレイングのビデオゲームに似ている。ゲームの中で、プレーヤーはダイヤモンドを探してビルの中を行ったり来たりする。ただし、画像はなく、音声を使う。

プレーヤーは、まわりのようすを目で見るのでなく三次元音声を聴いて、自分がどこにいるのか、どこに危険がひそんでいるのかをつきとめる。ゲームの中では、足音が反響する。ノックする音は、扉のある場所を示す。ドシンという音は、プレーヤーが家具にぶつかったという意味。ダイヤモンドはチャラリンという音をたて、プレーヤーが近づくと音が大きくなる。

迷路の配置は、じつは、研究所の隣の本館と一致していた。プレーヤーは本館に行ったことがなかったはずだが、ゲームが終わって本館に入っていったときに、すぐにまわりのようすがわかった。似たような実験を目の見えない子どもと見える子どもで行なったところ、目の見える子どもたちはゲームをしているときに、ゲームの中の場所がその建物の廊下だということに、気づきもしなかった。

この数年間に、脳画像を使って、生まれたときから目の見えない人の視覚野（脳の皮質の表面の三〇パーセントから四〇パーセントを占める）を調べる研究が行なわれてきた。その結果、視覚野は、視覚刺激をまったく受けていなかったのに使われていることがわかった。視覚野は再設定されて、実質的には、読んだり（点字）、音の発生源をつきとめたりするといった、目の見えない人の視覚に相当する仕事をしていた。

こうした研究の結果は、生まれつき目の見えないプレーヤーが「ビデオ」ゲームをしたときの脳の活動を見るマサチューセッツの実験からわかったことと一致した。目の見える被験者は、戦略的意思決定をするときに、脳の記憶中枢の海馬を使うこともわかった。ところが、目の見えない被験者が使ったのは、視覚野だった。

私は高校生のころ、目の見えないルームメイトの行動で、似たような驚くべき能力をいくつか目撃した。私は彼女を「杖の達人」と呼んでいた。ルームメイトは盲導犬に頼ろうとしなかった。どこにでも、自分で歩いて行けるようになりたかったのだ。驚いたことに、ずっと、自分で歩いていた。初めての場所でも、たった一回歩けば道がわかる。寮の外は往来の激しい交差点だったが、目の見える人に負けないくらい上手に渡る。今では、ルームメイトの行動を思い返してみたら、少なくとも、どんなふうにしていたのかわかる。ある意味で、ほんとうにまわりの世界を見ていたのだ。おそらく、実際のイメージを使っていたのではなく、視覚野を使って、鮮明で、理解できる、自分で歩ける世界を組み立てていたのだろう。

脳の一部が変化すると、べつの部分も変化することがあるようだ。私は、教え子の大学院生でディスレクシア（識字障碍）の学生が、色つきの眼鏡で視覚処理問題を克服する手助けをした。そのとき、視覚の矯正は、関係ないと思われそうなほかの問題の解決にも役立った。書く文章の構成がよくなったのだ。突然、自分の言いたいことをはるかにたやすく、明確に書けるようになっていた。

私自身の脳が長年のあいだにどんなふうに変化したのかはわからないが、仕事の仕方が変わるにつれて、能力も変わっているのはわかる。設計図は、もう十年以上も描いていないが、それは、業界が変化したせいもある。ファックスはすぐれた設計図の破滅を招いた。顧客は「じゃあ、ファックスで流してよ」と言って、ファックスのプリントアウトを設計図にする。私は、ほんとうにすばらしい図を描こうという意欲がなくなった。同時に、講演の仕事が大幅に増え、そのおかげか、話し方がますます自然になっていると教えてくれる人が少なくない。

強みを見つける

私は、弱点に取り組む必要性から目をそむけるべきだと言っているのではない。けれども、これまで見てきたように、自閉症では、無意識のうちに弱点が重視されることがあまりにも多いため、強みが見すごされている。つい最近も、自閉症の子どもが通う学校の校長と話をしたときに、校長は、生徒の強みを地域での就業体験や就労と結びつけられるようにしていると語った。ところが、どうやって強みを見つけているのかと尋ねると、たちまち、対人関係の弱点を克服する手助けをしているという話を始めた。専門家でさえ、何を伸ばせるのかではなく、どこが悪いのか考えるのをやめられないのであれば、毎日の生活で自閉症と向き合っている家族が強みに目を向けることなど、とうてい期待できない。

十歳の子どもたちが私に自己紹介するときに、「私のアスペルガー症候群」や「ぼくの自閉症」の話ばかりしようとするのが気になる。私が聞きたいのは、「ぼくの科学プロジェクト」や「私の歴史の本」や「おとなになったら何になりたいか」という話だ。興味があることや強み、希望を聞かせてほしい。私が学校や仕事で体験したのと同じ恩恵や機会に恵まれてほしいのだ。

親たちも、また、子どもの強みについて考えられないようだ。「お子さんは何が好きですか。得意なことは何ですか」と尋ねると、戸惑ったような顔をする。「好きなことって。得意なことって。うちのティミーがですか」

こういうときには、かならずこう尋ねる。「お子さんの好きな科目は何ですか」「何か趣味がありますか」「私に見せてもらえるような作品を――絵でも工作でも何でも――何か完成したことがありますか」。親たちは、ときにはしばらく考えて、子どもがほんとうに才能や何かに関心をもっていることに気づく。最近、ある両親が相談に来て、息子が家業の牧場の仕事ができそうになくて心配していると言った。「あの子はどうなるんでしょう。何しろ、牧場の世界しか知らないんですから」。「そうですか。知っている世界は牧場だけかもしれませんけど、お子さんは言葉を話さないわけではありません。仕事ができます。それでは、牧場の世界のどこに関心がありますか」。両親は、十五分考えたすえに、ようやく答えた。「釣りが好きです」

「それなら、釣りの案内人になれるかもしれませんよ」

両親の頭の上に、ぱっと明かりがともったかのようだった。やっと、問題を考えなおす方法がわかったのだ。息子のできないことを何とかしようとするばかりでなく、関心や能力、強みについても考えられるようになったのだ。

自閉症は私にとって二の次、三の次。私のいちばんの身上は家畜の専門家――教授で科学者、コンサルタントだ。身上のこの部分を維持するために、定期的に「牛の時間」をまとめて確保している。六月は牛の月。一月初旬も牛の時間だ。この期間には、講演の仕事を引き受けない。

自閉症はたしかに私の一部であっても、私を決めつけるようなことはさせまいと思っている。

アスペルガー症候群をもっていても、診断を受けずにシリコンバレーで働いている人のすべてに、同じことが言える。自閉症のスペクトラム上にいることから、どういう人間か決めつけられたりしない。どういう人間かは、仕事で決められる（だから私は、彼らを「幸せなアスピーたち」と呼ぶ）。

もちろん、そういう機会に決して恵まれない人もいるだろう。障碍が大きすぎて、私たちがどんなに頑張ってみても、常時の介助がなければ対処できない人たちだ。

けれども、対処できる人についてはどうだろう。あるいは、対処できなくても、強みを見つけて伸ばしてやったら、もっと実りのある生活が**できる**という人についてはどうだろう。どうすれば、脳の可塑性を役に立てられるだろう。

それでは、一つずつ見ていこう。物事には順番がある。まず、どうやって強みを見つけるか。

一つの方法は、これまでに述べた三つの思考法のモデルを取り入れること。画像で考える人、パターンで考える人、言語・事実で考える人がいると仮定するのだ。このモデルを使えば、自閉症の人の教育と就労の機会を根本的に改善できると私は信じている。

シリコンバレーで講演をするときには、まぎれもなく自閉症のスペクトラム上にいる人をたくさん見かける。その一方で、地方をまわって小学校で話をするときには、よく似ていても、将来シリコンバレーで働くチャンスに決して恵まれないような子どもをたくさん見かける。どうしてそういうチャンスに恵まれそうにないのか。学校が生徒をすべて同じ人間のように扱おうとしているからだ。

自閉症のスペクトラム上にいる子どもを、自閉症でない子どもと同じ教室に入れるのはよいことだが、教室で、同じように扱うのはまちがっている。ふつうの子どもと同じ教室にいるのは、社会性を身につける機会になる。教師は、その子が秀でている科目で高度なレベルに引き上げることもできる。しかし、学校がだれもかれも同じ扱いをしたら、どうなるか。みんなとちがう子は孤立するだろう。教室で片隅に追いやられる。そうなったら最後、永遠に主流からはずれてしまう——特別支援学級か特別支援学校に送りこまれる。勉強のよくできるアスペルガー症候群の子どもが、いきなり、言葉を話さない子どもと同じ教育を受けることになるかもしれない。

私の本を読んだり、半生を描いたテレビ映画を見たりした人はご存じだろうが、私は高校の科学の教師、カーロック先生にとても感謝している。先生は私の強み——機械学と工学——を見つけたり、科学の世界を探検する手助けをしてくれたりして、いろいろな意味で私の人生を変えた。

けれども、ある決定的な点で、私は先生の考え方についていけなかった。

先生は私が代数ができない――どうしてもできない――ことを知ったときに、ますます一生懸命になって教えようとした。私の頭が、「x」を求めるのに必要な、抽象的で記号を使うような概念を理解できないことがわかっていなかったのだ。先生は、生徒の指導をあきらめるような教師ではなかった。無理やり代数を勉強させたら、私の手助けになると考えていたのはまちがいない。だけど、そんなことをしないで、私の代数の能力の限界に気づいて、ほかの方面で強みを発揮させることもできただろう。

私の工学の才能がその手がかりになったはずだ。工学は抽象的ではない。具体的だ。形や角度や幾何に関係する。

でも、そういうわけにはいかなかった。高校の標準的なカリキュラムでは、幾何の前に代数を学ぶことになっている。幾何のあとに三角法、三角法のあとに微積分を学ぶ。幾何の勉強は、代数がわかっていなくてもできるのだが、そんなことは関係ない。カーロック先生は多くの教育者と同様に、カリキュラムの形式にとらわれていて、そんなことには気づいてもいなかった。

公の場でこの話をするときには、似たような経験をした人がいないか尋ねる。すると、かならず四、五人が手をあげる。十四歳の自閉症の子が抽象的すぎる代数に手を焼いているときに、「ともかく代数を勉強しなさい」と言ってはいけない。幾何に移らせてみよう。代数であれ幾何であれ数学が手に負えない子どもに、「まず数学をして、それからほかの科目をすればいい」

と言ってはいけない。そんなことを言わないで、自由に勉強させよう。手で字を書けないなら、タイプを打たせよう。私みたいに締めつけ機のようなものを発明したら、「ほかの子と同じでなくてはいけない」と言って、機械を壊したりしてはいけない。「あの子はほかの生徒とちがっている。それは事実だ」と考えよう。教育者の仕事——教育の社会での役割——は、「それでは、どういう子なのか」と問うこと。欠陥を無視するのでなく、考慮するのだ。

ある母親は、校長が娘を差別していると言って憤慨していた。娘がランチルームの騒音に我慢できないため、校長の指導で教職員控え室でランチを食べさせられていると言うのだ。「それは差別ではありません。娘さんの問題を解決するすばらしい手立てです」と私は言った。校長は思いやりのある人で、その子が何に対処できて何に対処できないか気づいて、欠陥を考慮する独創的な方法を見つけたのだ。

だが、子どもにまっとうな人生を送る準備をさせたいという気持ちがほんとうにあるのなら、欠陥を考慮するだけでは足りない。強みを活用する方法を見つけなければならない。

どうやって見つけるのか。強みを見たときに、どうやって認識するのか。ここで、「画像」と「パターン」と「言語・事実」の三つの思考法が役に立つ。

最近、小学四年生の子どもの親とおしゃべりをした。子どもは絵を描くのがずば抜けて得意なのだが、学校の先生は、絵に傾ける情熱が極端で「ふつうではない」と言って、絵を描かせようとしないそうだ。「画像で考える子なんだ！」と私は思った。「それを活かそう！」。好きでないことや、できないことを無理強いしてはいけない。そのかわりに、絵を描かせよう——

絵の対象を広げるのだ。いつもレーシングカーばかり描いているなら、レース場も描くようにうながす。それから、レース場のまわりの通りや建物を描かせてみよう。それができたら、弱み（ある対象に対する強いこだわり）を強み（レーシングカーといった単純なものと、社会のそのほかのものとの関係を理解する方法）に変えたことになる。

子どもがほんとうの天才やサヴァンでなければ、どのタイプの考え方をするのかは、二歳の時点ではわからない。私の経験では、画像、パターン、言語・事実の思考のどれかの傾向が現れるのは、小学校の二年生か三年生、四年生になってからだ。

「画像で考える子ども」は、実践的な活動が好きだ。〈レゴ〉の組み立てや、お絵描き、料理、工作、裁縫が得意。算数は苦手かもしれないが、それはかまわない。算数を実践的な活動に取り入れることもできる。料理が好きなら、分数を使う――小麦粉のカップ二分の一とか、砂糖のカップ四分の一など。折り紙で幾何の図形を教えることもできる。私だったら、橋の模型をつくり、壊すテストをして、三角法を理解しただろう――長さや角度をいろいろと変えてみて、橋を壊すにはどのくらいの重さが必要か、たしかめるのだ。

残念ながら、今日の教育制度は、こうした子どもたちの期待を裏切っている。実践的な授業がだんだん少なくなっているのだ。お店ごっこのような授業は、オタクっ子たちが想像力を自由にのびのびと働かせることができる。最近、食肉処理工場に行って、困難で危険な仕事をするロボットの実演を見た。だれがロボットのプログラムを作成したのかと尋ねたら、五人の中国人とインド人だという返事が返ってきた。どうしてアメリカ人を使わなかったのかと尋ねると、アメリカの教育制度では、電子工学とコンピューターエンジニアリングの両方の知識をそなえた若い頭脳が生まれないからだと言われた。

教育制度は、言語・事実思考者に乗っ取られてしまったかのようだ。経済情勢は厳しく、資金繰りがつねに苦しいことはわかるが、この問題は、一つ、いやそれ以上の世代の将来にかかわっている。

「パターンで考える子ども」は、画像で考える子どもと同様に、〈レゴ〉などの組み立て玩具が好きなようだが、遊び方がちがう。画像で考える子どもは、自分が想像したものを作ろうとし、パターンで考える子どもは、部品をどんなふうに組み合わせようかと考える。

私は物理の文章問題を理解するのが、おそろしく苦手だった。問題の解き方さえ考えつかなかったのは、作業記憶《ワーキングメモリ》に多大な負担がかかったからだ。でも、今、物理の問題を解くとしたら、解決法はわかる。教科書を五冊ほど手に入れ、個人教授と表計算ソフトの助けを借りて、この公式やあの公式を使う例題を解いていくうちに、問題のパターンがわかるだろう。

一方、パターンで考える人は、もっと早くパターンを見つける。だからこそ、数学や音楽が得意なのだ。相関関係の背後にあるパターンを見ぬくのだ。

パターンで考える子どもの全部が全部というわけではないが、音楽の好きな子どもは多い。本を読むのは苦手かもしれないが、幾何や三角法だけでなく、代数もクラスメートよりはるかによくできる。学校が、こうした子どもに、自分のペースで数学に取り組ませることは重要だ。二学年上の数学ができるなら、その教科書を与えよう。自閉症のジェイコブ・バーネットは、インディアナポリスの郊外で暮らしていた子どものころ、学校の算数の授業が退屈で、算数が嫌いになりはじめた。不満が高じて、ついに、高校の数学の教科書をどっさり手に入れ、全課程を独学で二週間で学んでしまった。それから大学に入学した――十二歳で。

学校が、算数名人の子どもに、自分なりのやり方で算数を学ばせることも重要だ。暗算ができるなら、「勉強したものを見せなさい」と言ってはいけない。頭の中でやらせよう（ごまかしていないことは確認しよう。ほかにだれもいない教室で電子機器もない状態で、簡単なテストをすれば、この疑問は解ける）。

「言語・事実で考える子ども」は、自分で言うからすぐにわかる。映画のセリフを最初から最後まで暗唱したり、野球の記録をすらすらと際限なく並べ立てたり、イベリア半島の歴史で重要な日を一つ残らず冷静に思い出したりする。算数の能力は並程度で、〈レゴ〉や組み立て玩具に手を出すようなことはしないし、絵を描くことにもそれほど関心がない。図工の授業を無理やり受けさせるのは、あまり意味がないかもしれない。

このような子どもに、まわりの世界とのかかわり方を学ばせる方法の一つは、文章を書かせること。作文の宿題を与えたり、インターネットに投稿させたりするとよい（私の経験では、言語・事実で考える人は強い主張をする傾向があるので、安全対策のためにインターネットの使い方をきちんとチェックしよう――これは、どんな子どもにも必要）。

自閉症スペクトラム障碍と診断されていて十八歳になる人は、アメリカだけでも、毎年、およそ五万人にのぼる。[6] おとなになったときのことを考えるのは、十八歳では遅い。子どもが十一歳、十二歳になるころまでには、おとなになったときに何をするか考えておくべきだと、私は親たちに言う。その時点では、最終的な決断をする必要はないが、親は、子どもが将来にそなえる時間ができるように、いくつかの可能性を考えはじめるべきだ。

これは、私が前から口を酸っぱくして言っていることだが、親も介助者も、小さいころから子どもを世の中に出す必要がある。子どもは、体験しなかったことには関心をもたない。そんなことは当たり前のように思えるかもしれないが、アスペルガー症候群や高機能自閉症の人で、高校や大学を出ていても手に職をつけていない人をしょっちゅう見かける。親たちは、まったく変化のない、新しい体験をすることもない、型にはまった生活を子どもたちにさせている。私は、叔母の牧場に行ったのがきっかけで、牛に関心をもつようになった。高校の実験心理学の授業で錯視画像をたくさん見て興味をそそられ、心理学と牛の行動に関心をもった。世の中は興味深いものや、人生を変えてくれるものに満ちているが、それについて何も知らなければ、子どもたちが取り入れることはない（深刻な問題をかかえている自閉症の人も、世間を見る必要がある。感覚刺激をやわらげる4章のヒントを参照）。

当然ながら、刺激を受けるためにべつの州に住む叔母さんを訪ねるまでもない。家の近辺にとどまっていても、ちっともかまわない。家にではなく、家の近くに、だ。大切なのは、子どもが家の外に出て、よその人から頼まれた仕事をすること——仕事は相手の予定に合わせて仕上げる。それが、実社会の仕事のやり方だ。

犬の散歩。ホームレスのための無料食堂のボランティア。歩道の雪かき。芝刈り。グリーティングカードの販売。どれも子どもにできる仕事だ。母は私が十三歳のときに、週に二回、午後に、洋裁師の家に行って裁縫の手伝いをする仕事を見つけてきてくれた。私は、役に立っているという気持ちがうれしく、お金を稼げるのもうれしかった。あのとき初めて、仕事をしてお金を手に入れる経験をして、そのお金でへんてこりんなシャツと縞模様のセーターを買った（シャツとセーターは、残念なことに、母がクリーニング店で「なくして」しまった）。高校時代は、夏休みに叔母の牧場で働いた。私がつまらない話を延々と続けていても、私がつくった馬具はだれもが気に入ってくれた。

子どもの強いこだわりは、困ったものであるどころか、やる気を起こさせるすばらしいきっかけになりうる。クリエイティブな教師や親は、こだわりを、仕事に関連した技能に向けさせることができる。電車の好きな子どもなら、電車の本を読ませたり、電車を使って計算させたりしよう。私の科学の先生は、私が締めつけ機に執着しているのを利用して、科学の勉強をする意欲をかきたててくれた。体に圧力をかけると気持ちが安らぐということを主張したいのなら、科学雑誌の記事を読んで、自分の説の裏づけ方を学ばなければならない、と言ったのだ。

もちろん、こだわりがすべてよいというわけではない。ビデオゲームにすっかりのめりこんでしまい、ほかのものには何も関心をもたせることができない子どももいる。だが、そんなときでも、ビデオゲームのキャラクターの絵を描かせて、息子の絵の才能を伸ばしてやった親もいる。ビデオゲームを就労準備の機会にすることはできなくても、少なくとも、ゲームで遊ぶ時間を一日に一時間に制限することはできる（しかし、ゲームのプログラミングなど仕事に関連した技能を身につけるには、もっと長い時間が必要）。

就労準備の機会がどこかにころがっていないか、ふだんから気をつけておこう。独創的に考えることを恐れてはいけない。先日、食料品店でニワトリの専門誌を見かけて、ぱらぱらとページをめくり、裏庭でニワトリを飼育する話の記事を読んだ。「これだ！」と思った。親にとってすばらしい機会ではないか。ニワトリを数羽買えば、子どもに「仕事」ができる——少なくとも、人生でずっと役に立つ、さまざまな技能を身につける機会になる。いっしょにニワトリの本を読んでもいいし、世話の仕方や餌のやり方、糞の始末の仕方をおぼえてもいい。子どもは商売を始めることだってできる——卵を集めて、近所の人に配達して、お金を回収するのだ。もちろん、子どもの思考法に合っていて、いちばん得意な分野の仕事につけるような準備ができれば、なおいい。理想としては、お金になるだけでなく、活力や喜びを生みだす仕事の準備ができるといいだろう（章末を参照[7]）。

言語・事実思考者だったら、文章を書く仕事がふさわしいだろう。教会の会報に寄稿してもいいし、近所の話題を知らせるブログを始めてもいい。地方新聞に記事を書くという仕事もある。何と言っても、その週に迷子の犬が何匹保護されたか報告する人が必要だ。

残念なことに、言語・事実思考者にとって理想的な仕事は、かなり減っている。ファイル綴じ、記録管理、事務職——こういう仕事はだんだんコンピューターに肩代わりさせるようになってきた。そこで、秘訣を教えよう。コンピューターを友だちにするのだ。この思考のタイプには、インターネットでこみ入った検索をしたり、検索結果をまとめたりする仕事がとても得意な人がたくさんいる。

「言語・事実で考える人」は、仕事上のつき合い方を身につけたら、プラスになるだろう。話すことはできていても、話すべきときや話し方を学ぶ必要がある。世間に出て数多くの例から学ぶか、職業訓練を受けるかして身につけよう。電話セールスは、台本をおぼえてしまえば、すばらしい仕事になる。レオ・カナーの自閉症の患者第一号ドナルド・トリプレットが、おとなになって銀行の窓口係になったのも偶然ではない。

「画像で考える人」だったら、作品をつくって売ることもできる。最近、講演会のあとで、宝飾品のデザインをしている十代の少女と会った。私は宝飾品に目がきくから自信をもって言えるが、少女には才能があった。プロの腕前だ。デザインした宝飾品をインターネットで売るべきだと私は言った。それから母親に適正な値段のつけ方を教えた。一時間あたりの労働二十ドルに材料費を加えるのだ。私が見たブレスレットは、百二十五ドルならお買い得だろう。

「パターンで考える人」で、数学が得意なら、コンピューターの修理や、近所の子どもの家庭教師をしてもいい。音楽の才能があるなら、バンドで演奏したり、聖歌隊に参加することもできる——厳密に言えば、たいていはお金にならない仕事だが、それでも、ほかのメンバーと協力するのはもとより、決められた時間に活動する必要があるという意味では、仕事であることに変わりない。

つまり、責任について教える仕事なら何でも、おとなになったときの準備になる。

対人関係のスキルを身につける

仕事のスキルができても、問題は半分しか片づいていない。自閉症をもつ人は対人関係のスキルも必要だ。こうした訓練も、若いときに受けなければならない。「どうぞ」と「ありがとう」が言えるようになるのは、基本中の基本。順番を守るのも、当然。ボードゲームやトランプを使って教えるとよい。テーブルマナーも、店やレストランで適切に振る舞うことも、時間を守ることも、対人関係の基本だ。

こうした基本は土台にすぎない――仕事の世界に入っていく人なら、だれでも、もっているのが当たり前の対人関係のスキルだ。ただし、自閉症の人は、対人関係のもっと特化したスキルを身につけておかなければならないことが多い。

もう一度言うが、子どもを外に出そう。ある母親が、成人になった娘は生まれてから一度も食料品店に行ったことがないと話した。娘さんは高機能自閉症で、車の運転もできる。でも、店に買い物に行くこともできずにおとなになったら、どうやって生活するのだろう。やがては自力で生きていかなければならないというのに。母親は低所得者だったため、私は、使いたくないお金を出すように勧めるつもりはないと言った。「でも、食料品の買い物はするでしょう。それをお嬢さんにさせなさい。買い物のメモと、お金かクレジットカードをもたせて、店に行かせるんです。お母さんは駐車場で待っていてもいいでしょう」

私が子どものころ、母は、あるとき、人と接触するのをいやがる私を買い物に行かせようとした。私は店員と話をするのが怖くて、一人で材木屋に行くのが恐ろしかった。でも、母は一歩も引かない。私は出かけ、泣きながら家に帰ってきた。それでも、ほしかった材木は手にしていた――そして対人関係のスキルも。その次に買い物に行くときには、それほど怖くなかったし、けっこう自信もついていた。

子どものころ、いっしょに学校に通っていた友だちの二人は、今日だったらアスペルガー症候群と診断されただろう。今では、一人は博士号を取得し、心理学者になって活躍している。もう一人は小売店で働いていて、店の商品のことなら何でも買い物客に説明でき、貴重な店員になっている。食肉業界では、私がいっしょに仕事をしてきた人の中に、診断はされていなくても、まずまちがいなくアスペルガー症候群をもっていると思われる人がよくいて、活躍している。このような未診断アスピーたちは、私が訪れたある工場にもいて、社員食堂に行かずに、かならず工場の簡易テーブルでランチを食べていた。ある水産研究所では、備品はどれも、大型ホームセンターで手に入れられるような材料を組み合わせてつくられていた――浄水器は網戸の網製など。研究所は驚くほど創造性に富んでいた。私は、もちろん、このすばらしい革新をなしとげた頭脳のもち主がだれなのか尋ねた。やはり、未診断アスピーで、こういった備品をつくっていたときは保守管理部門にいたが、私が訪れたときには出世して研究所長になっていた。

こういう人はみな、運よく、活躍できる分野で仕事を見つけた。中には、水産研究所の所長のように、非正規の採用ルートから入った人もいる。だが、一度中に入ったら、少なくとも、何をすべきかわかっていた。

今日では、そういうことが可能かどうか、よくわからない。アスペルガー症候群の若者で仕事を首になった人と数多く話をしてきた。仕事をやめさせられたとは言え、私がいっしょに学校に通った子どもたちや、工場の簡易テーブルに集まってランチを食べていたアスピーたち、水産研究所の所長、何十年も仕事を続けている自閉症スペクトラムの人とそんなに変わらない。これは、世代の問題だと私はにらんでいる。今の若い世代は、礼儀作法を知らない。一九八〇年に自閉症がＤＳＭに加えられ、そのあとで正式な診断を受けた子どもの家族や介助者は、診断名——そして欠陥——にばかり目を向けて、社会で身を立てるために必要な対人関係のスキルにまで手がまわらないのかもしれない。口を開けば、何でもかんでも昔のほうがよかったと嘆く頑固爺さんみたいなことは言いたくないが、首になった若者にわけを尋ねると、決められた時間に出勤するといった簡単な規則を守れなかったとか、私が九歳のときには、とっくにしてはいけないと学んでいたような愚かなまねをしていたことが、あきらかになる。

職場で気をつけたいこと

自閉症スペクトラムの人が就労の準備をするときのアドバイスをいくつかあげてみよう。

●言いわけをしない

高校の最上学年の子が、学習障碍のせいで英語の試験に失敗した、と私に不満を訴えた。でも、哲学はうまくいったと言う。学習障碍のせいで「ちょっと待ちなさい。英語の答案を書くのも、哲学の答案を書くのも必要なスキルは同じはず。英語で学習障碍があるなんて言えないんじゃない」と私は言った。この子は言い分を曲げなかった。それでも私がしつこく追及するうちに、案の定、英語には興味がないけど哲学は好きだと白状した。

何はさておき、「興味がない」というのは、必要な課題をせいいっぱいがんばらなかった言いわけにはならない。楽しいと思う課題より熱心に勉強しなければならないというだけのこと。「学習障碍があるから」という言いわけは、それがほんとうの理由でないのなら、もっとたちが悪い。

●人と仲よくする

年がら年中、口げんかしていた女性がいる——相手はバスの運転手だったり、郵便局の窓口係だったり、だれでもかれでも。それも毎日。もちろん、自分はちっとも悪くなかった。まちがっているのは、いつも相手。女性はそう言い、私は考えるのだった。どうして、毎日、ちがうバスの運転手とけんかするのだろう。たいていの人は、バスの運転手に話しかけることすらしないのに。「権限の問題で上司ともめている」といったようなことを言うアスペルガー症候群の人が多い。上司には上司と呼ばれるだけの理由があるのだ。理由は上司だからだ。

これは、私がつらい経験から学んだ教訓だ。大学時代の夏休みに、ある病院で実務研修を受けているときだった。研修には自閉症などの問題をもつ子どものプログラムがあり、上司は私の気に入らないことを子どもにしていた。それが何だったか忘れてしまったが、上司の頭越しに訴えたことはおぼえている。べつの診療科である心理療法科に、不満をもちこんだのだ。上司は私を首にはしなかったが、憤慨していた。病院の組織は階層で構成されていること、私は小児科に勤めていること、不満があるなら、まず、この上司に相談するべきだと言った。上司の言う通りだった。私は二度と同じ過ちをおかさなかった。

人と仲よくするというのは、けんかを避けるということだけでない。喜ばせることを学ぶのも大切だ。母は、私が上手にできたときには、かならず、ほんとうに認めてもらえたと思えるようなことをして——私が描いた水彩の浜辺の絵を額に入れるとか——やる気を起こさせてくれた。おとなの演奏会で、ソロで歌わせてもらったこともある。私は胸をときめかせた。特別なはからいであることがわかっていたし、聴衆が拍手と喝采を送ってくれたときには、とても誇らしく感じた。高校時代には、いろいろな人に看板をつくってあげた。そんなときには、たとえば美容室の看板なら、お客さんの気に入るようなデザインにしなければならないことを学んだ。こうした経験は、設計の仕事を始めたときの参考になった。人がほんとうに喜んでくれる仕事をしたかったのだ。

●感情をコントロールする

どうやってコントロールしたらいいのか。泣くことをおぼえるのだ。どうやって泣くのか。「泣いてもいいんだよ」と自分に許可するのだ（そういう許可を人に与える立場にあるなら、許可を与えてあげよう）。人前で泣くことはない。仲間の前で泣かなくてもよい。ただし、人をなぐったり、ものを投げたりするくらいなら、泣いたほうがいい。十代の息子が苛立ちを感じると泣く、という相談を受けたときには、私は「いいことです」と言う。泣く少年はグーグル社で働けるだろう。だが、コンピューターを壊す少年は働けない。ある科学系の学会に出席しているときに、ＮＡＳＡ〔アメリカ航空宇宙局〕の科学者が、何年も手塩にかけたプロジェクトが中止になったことを告げられた場面に出くわした。歳のころは六十五くらいだった。中止を知ってどうしたかというと、泣いたのだ。泣くのは、この人にとっていいことだと私は思った。だからこそ、引退するような歳になっても好きな仕事をしていられたのだ。

　脳科学の観点から見ると、感情のコントロールは、前頭葉から出るトップダウンの抑制にかかっている。感情をコントロールできないなら、感情の種類を変えなければならない。仕事を続けたければ、怒りを失望に変える方法を学ぶこと。ある雑誌で、スティーブ・ジョブズは失望すると泣くという記事を読んだ。だからジョブズはまだ仕事をしていられたのだ。従業員に暴言を吐くことはあったかもしれないが、私の知るかぎりでは、ものを投げつけたり、なぐったりはしなかった。

私は高校でも学んだ。私をからかった子とけんかして、二週間、乗馬を禁止されたことがある。それ以来、けんかはしていない。家畜業界に入ったときには、頭にくることはしょっちゅうあったが、怒りを見せてはいけないことは、百も承知していた。それで、施設の高いところにある通路に隠れて泣いた。私の姿は丸見えだったけど、地面から遠く離れていたから、泣いているところはだれにも見えなかった。でなければ、地下に降りるか、駐車場で自分の車に逃げこむかしていた。電気室に行くこともあった。扉に気の利いた札がかかっていて、ほかのすべての人に「立ち入り禁止」と告げていたからだ。でも、トイレに隠れたことは一度もない。いつ、だれが入ってくるかわからないからだ。

●マナーに気をつける

私は、八歳くらいだったころ、人に「太っちょ」と言うのは適切でないことを学んだ。高機能自閉症やアスペルガー症候群の人が、同僚や顧客の外見について失礼なことを言ったために、仕事を首になった例をたくさん見てきた。何が失礼になるのか、公の場でどんなふうに人と接したらいいのかわからずに、おとなになってしまったとしても、学ぶのはまだ間に合う。

人づき合いの学び方について、療法士から挨拶の練習をしなさいと言われたという人がいた。

そのアドバイスは、あまり具体的でない。それよりも、食料品の買い物を何回かに分けて、たとえ缶詰のスープ一つ買うのでもいいから、毎日スーパーマーケットに行かなければならないようにする。そうすれば、レジで簡単な会話をするはずだ。

●自分自身ではなく、仕事を売りこむ

通常の正式な面接を受けずにすむなら、そうしよう。人事部の人は、たいてい社交的で、人づき合いやチームワークが何よりも大切と考える傾向があるから、自閉症の人は職場にふさわしくないと考えるかもしれない。人づき合いのぎこちなさに目をつぶって、秘めたる才能に目を向けてもらうなんてことは望めないだろう。仕事を手に入れる戦略でもっといいのは、働きたいと思っている特定の部署（技術部やグラフィックデザイン部など）の部長に直接連絡をとること。

私は変わった人間と思われていたが、設計図の作品集や完成したプロジェクトの写真を見せると、感心してもらえた。また、かならず、よくできたカタログや作品集を使って、設計サービスを売りこむようにした。今日では、電子機器を使えば、自分の作品を見せたり、仕事の審査を受けたりするときにつきまとう対人的なぎこちなさを、かなり目立たなくすることができる。見込みのありそうな雇用主と接触できたら、作品をファイルにしてメールに添付するとよい（接触する前ではなく、あとにしよう——知らない人が送ってきたメールの添付ファイルを開く人はいない）。作品をスマートフォンに保存しておこう。いつ何どき、だれが見たいと言うかわから

ないからだ。言語で考える人の文章の作品集や、画像で考える人の絵画や工芸品、音楽家の録音、数学の達人のプログラミングまで、どれも今日ではもち運べる。

●指導者を活用する

高校時代の私は、めったに勉強しない、やる気のない生徒だった。科学者になるという目標をカーロック先生がもたせてくれて、ようやく、勉強する意味がわかった。アスペルガー症候群をもっていても、診断を受けたかどうかにかかわらず、成功した人はたくさんいる。そういう人と話をすると、成功したのは、ひとえに、指導してくれた――たぶん刺激も与えてくれた――親や教師がいたからだと言う。アスペルガー症候群や高機能自閉症の若者は、コンピューターで時間をつぶしているかもしれないが、じゅうぶんに目を向けて、プログラミングを学ぶ手助けをしてくれる指導者《メンター》が必要だ。

思考の三つのタイプが協力し合う

それでは、自閉症の子どもが、強みを見つけて伸ばしてくれる教育を手に入れたとしよう。子どもは成長して、特有のスキルを正しく評価してもらえる職場に入ったとする。これは、本人にとってすばらしいことだ。でも、それだけではない。社会にとっても、すばらしいことなのだ。

思考のさまざまなタイプの人に、いちばん得意なことをしてもらえるだけでない。さまざまな人が、いちばん得意なことをするほかの思考のタイプの人たちと協力して、いちばん得意なことをする体験もできる。

私がこれまでに参加してきた共同作業を思い起こすと、さまざまな思考の人が協力して、部分の総和以上のすばらしい成果をあげたことがわかる。私の苦手なことが何もかも得意だった（自閉症でない）学生といっしょに研究をしたことがある。その学生ブリジットは統計学の優等生で、とてもまめで、データの収集と記録の管理がすばらしくよくできた――実験を全面的にまかせられる人だった。いっしょに行なった実験では、牛の体重の増加と締めつけ機で興奮する度合いの関連を調べた。観察者は二人いて、牛の振る舞いを「おとなしい」の1から「凶暴」の4までの四段階で評価する。ある日、ブリジットが「先生、正しい観察結果が手に入っていないようです」と言う。私は、頭の中で実験の「映画」を再生してみて、牛の凶暴な振る舞いを判断する二人の観察者の基準がちがっているらしいことがわかった。案の定、一人は4の評価がかなり多かった。私は実験を設計して、実験の方法に欠陥を見つけることができる。画像で考えるから、実験でしたいことや、実験のどこがおかしくなったのかが見えるというわけだ。けれども、ブリジットのようなパターンで考える人に、統計の分析や、実験の細部まで行きとどいた記録管理をしてもらう必要がある。

家畜施設の設計について考えてみよう。パターンで考える人――学位をもっているエンジニア――は、工場の設計をしない。画像で考える人――設計技師――がする。設計技師が梱包場や食肉処理場などの配置を決めると、エンジニアは初めて仕事に取りかかり、屋根の傾斜を計算したり、コンクリートの仕様を決めたり、鉄筋の間隔をはじき出したりする。ある設計技師――じつは私――が工場で設計しなかったのは、冷凍装置だ。どうしてかというと、あまりにも多くのパターン思考――数学や抽象的な工学が多すぎる――が要求されて、きちんと設計できないからだ。私が冷凍装置についてわかっているのは、ただ一つ。近づくなということ。

ＨＢＯ社のテレビ映画「テンプル・グランディン――自閉症とともに」の監督ミック・ジャクソンの場合を見てみよう。ミックの初期の作品、スティーヴ・マーティン主演の「ＬＡストーリー――恋が降る街」は、構成があまりとのっていない。ミックが画像で考える人で、パターンで考える人ではないからだ。私の映画の仕事をするころには、自分の強みがどこにあり、どこに手助けが必要かわかっていた。それで脚本の一部を変えたいと思ったときには、かならず、脚本家のクリストファー・マンガーに相談した。クリストファーは、もちろん、言語で考える人で、しかもパターンで考える人でもあったから、小さな変更が全体の構成にどんな影響を与えるのかわかっていた。映画は、三つの思考のタイプのすべてから多大な恩恵を受けたと言える。

前の章で、私はパターン思考がどういうものか認識したとたんに、あちこちで見かけるようになったと書いた。三つの思考が協力する例についても、同じことが言える。今では、自分自身の経験だけでなく、見まわせば、どこででも見つかる。

スティーブ・ジョブズのインタビュー記事を読んでいて、次のような発言に出くわした。「ピクサー社のとてもいいところは、〈レーザーライター〉にそっくりなことだ」[8]（ジョブズは一九八五年に一時アップルを退社したあと、ルーカスフィルムの一部門を買収してピクサーと名付けた）。何とまあ。このところいちばん繁盛しているアニメ・スタジオが、一九八五年に発売開始されたテクノロジーと「そっくり」とは。

ジョブズは、アップル社の〈レーザーライター〉――史上初のレーザープリンター――から出てきた最初のプリントアウトを見たときに、「この箱には驚くほどのテクノロジーが詰まっているんだ」と思ったと語っている。テクノロジーがどういうものかよく知っていて、つくるのにつぎこまれた仕事のすべてを知りつくし、これがどんなに革新的なものかわかっていた。だが、箱に何が入っているのか一般の人は気にもかけないことも、承知していた。できあがった製品だけが問題なのだ――美しいフォントがアップル社の美意識を表していることを、ジョブズは確信していた。これは、ジョブズがピクサー社に取り入れた教訓だった。ありとあらゆる新しいコンピューターソフトを使えば、新しいタイプのアニメをつくることはできるが、一般の人は銀幕に映し出されるものしか見ていないという教訓だ。

ジョブズの言う通りだ――あきらかに。「画像で考える人」とか「パターンで考える人」という言葉は使っていなかったが、まさにそういう話をしていた。一九八五年のあの時点で、箱の中で奇跡を起こすにはパターンで考える人が必要で、箱から出てくるものを美しくするには画像で考える人が必要なことに気づいていたのだ。

iPod《アイポッド》やiPad《アイパッド》やiPhone《アイフォーン》を見ると、あのインタビューについて考えずにいられない。アップル社の製品がうまくいかないときがあったのはなぜなのか、今ならわかる。思考のタイプのバランスがきちんととれていなかったからだ。「iPhone 4」で問題になった評判の悪いアンテナはどうだろう。外側の芸術性ばかりで、中身の工学が足りない。

この経営理念をグーグル社とくらべてみよう。会社の背後にある頭脳は、パターンで考える人だ。まちがいない。今日にいたるまで、グーグル社の製品は芸術性より工学を優先している。

こうした例のどれを見てもわかるのは、社会では三つのタイプの頭脳が補い合っているということ。だれもそんなことを考えていなくても、社会では三つのタイプの脳が協力している。こうしたカテゴリーを積極的に認識して、さまざまな組み合わせが私たちの役に立つように努力したら、どうだろう。「これが私の強みで、これは弱みだ——私はあなたのために何ができるだろうか、あなたは私のために何ができるだろうか」と私たちの一人ひとりが言えるようになったら、すばらしいではないか。

リチャードと私は、いっしょにこの本を書きはじめたときに、どちらも、二人のウマが合うことに気づいた。脳は思考のさまざまな方法で接続されているという考えを展開するにつれ、そのわけがわかった。リチャードはパターンと言語で考え、私は画像で考える。たがいに強みを引き立たせていることに気づいていたからこそ、それぞれの強みをとことん活かすことができたのだ。

私はいつもリチャードを「構成の達人」と言う——本書の概念をまとめる強みをもっていて、その方面での私の弱みを補っているという意味だ。一九九〇年代に自分が書いた論文を読み返してみると、まとめ方が何とも乱雑で、気恥ずかしい。概念が論理的な構成でつながっていない。論文を書いている途中で思い浮かんだ考えが、構成などおかまいなしに並んでいるというていたらく。長年のあいだに構成はまともになってきているが、リチャードみたいにはなれないだろう。二人でじっくりあたためていた考えを「6章に入れよう」とリチャードが言えば、私は「賛成」と言う。

二人にとって、まことにすばらしいことだ。私が自閉症でなかったとしても、二人はいいコンビだっただろう。頭脳のタイプが引き立て合っているのだから。実際には、私は自閉症で、共同作業にもたらす強みは、私の自閉症の脳がもっている強みだ――すばやい連想、長期記憶、細部への注目。

これと同じ原理を社会にあてはめてみよう。世間の人が自分の考え方の強みと弱みを積極的に認識したら、しかるべき理由でしかるべき頭脳を見つけることができる。そうすると、ときには、しかるべき頭脳が自閉症の脳にしかないことに気づくだろう。

すでに述べてきたことだが、自閉症の人の脳は細部を見つけるのがふつうの人の脳より得意と思われる。この特徴を悪い配線の副産物ではなく、もっぱら配線の賜物《たまもの》と考えるなら――6章で述べたミシェル・ドーソンの説――この特徴が、ある状況では利点になりうることがわかってくる。森を見る前に木を見ることができるから、ある種のパターンを見るのが得意なのかもしれないとわかれば、そのスキルがどこで役に立つか問うことができる。空港の保安検査員が、即座に細部を見つけなくてはならないと言ったら、自閉症の人は駆けつけるだろう。仕事があるのだから。

自閉症の脳を、一つひとつの脳や一つひとつの強みを基準にしてはぐくめば、自閉症の若者や成人が慈善事業の一環としてではなく、社会にとって貴重な、不可欠とまで言える貢献者として、仕事や就業体験を得られるようになる。これは大躍進だ。

この躍進をすでに実行している企業がいくつかある。シカゴ郊外のハイランドパークにあるアスピリテック社とコペンハーゲンのスペシャリステルネ社は、おもに高機能自閉症の人とアスペルガー症候群の人を雇って、ソフトウェアの検査をしている。[9] こういう人の脳は、反復作業に耐え、綿密に注意をはらい、細部を記憶するように接続されていて、この仕事にうってつけだ。アスピリテック社の創設者の息子は、十四歳のときにアスペルガー症候群と診断され、おとなになって食料品店の袋詰めの仕事をしていたが首になった。ところがソフトウェアの検査となったら、じつに頼もしい。

薬局チェーンのウォルグリーンは、二〇〇七年にサウスカロライナ州アンダーソンに流通センターを開いた。このとき雇った従業員の四〇パーセントが障碍をもつ人で、その中には自閉症スペクトラムの人もいた。この経営方針を思いついたのは、自閉症の息子をもつ副社長ランディ・ルイス。障碍をもつ従業員は、タッチパネルや使い勝手のよい高性能のコンピューターのおかげで、「ふつう」の仲間と並んで仕事をする。ウォルグリーンは、アンダーソンの流通センターの作業効率が自社のほかの流通センターとくらべて二〇パーセントも高いことを知って、この経営理念を拡大適用し、二〇〇九年にコネティカット州ウィンザーの流通センターでも採用した。[10]

自閉症の子どもをもつ親は、革新的な雇用政策をもつ大企業が、家の近くに支社をつくるのを待っている必要はない。子どもを近所の店やレストランに連れていき、オーナーや経営者と話をして、子どもの能力に合った仕事がないか調べてみよう。一つの扉が閉ざされても、次の扉も、その次の扉も閉ざされても、扉を「たたきつづける」[11]こと。

このアドバイスはサヴィーノ・ヌッチョ・ダルジェントからいただいた――ヌッチョからすべての人へ。ヌッチョは、シカゴ郊外のハーウッドハイツでヴィンチェズ・イタリアン・レストランを共同経営し、自閉症の息子エンツォが所属している慈善団体シカゴ・イースターシールズの自閉症支部を通じて、自閉症をもつ成人を定期的に雇っている。学齢期の子どもの訓練プログラムにも協力して、電気掃除機の使い方やテーブルセッティングの仕方、塩と胡椒が容器に満たされているか確認すること――仕事の世界に入っていく準備になるような課題――を子どもたちに教えている。

「ほかの人なら『やってられないよ』って言う仕事です」とヌッチョは言う。自閉症の人はちがう。「この仕事が好きなんです。毎日が同じことのくり返しですから」

たしかに、問題を起こしたのは、自閉症の従業員や研修生ではなかった。「ふつう」の従業員が職場環境の変化に抵抗したのだ。

「ほかの人に受け入れてもらうには、時間がかかります」とヌッチョは言う。「『何だよ、こんなことにかかわらなくちゃならないのか』と思っている人もまだいますから。悲しいことです。そんなふうに考える従業員がうちの店にいるなんて、考えてもいませんでしたから、最初は悲しくなりました。でも、そういう困難を乗りこえさせて、大丈夫なんだってわかってもらわなければなりません。たぶん最初の何週間かは、ほかの従業員には大変でしょう。そのわけも、わかります。同じことを何十回も訊いてくる人を相手にしなければならないのですから。けれども、最後には慣れます——とりわけ、現実を理解したあとは。『今は、おれたちがこいつらを助けてやってるけど、あとになったら、こいつらがおれたちを助けてくれるんだ。なにしろ、ほんとうによく働くんだから』という現実です」

イースターシールズでは、必要であれば、研修生を給料の出る仕事につける取り組みをしている。ある研修生は、イースターシールズの電話受付係に採用された。べつの研修生は、物産店で週に四十時間働いている。ヌッチョは、今では十四歳になった自分の息子も、いつの日か同じように幸せな——父子ともに幸せな——結果にたどり着くことを望んでいる。ウォルグリーンのランディ・ルイスが「ＮＢＣニュース」で語ったところによると、雇用改革がひらめいたのは、障碍をもつ子どもの親の多くが悩んでいる昔ながらの問題、「自分がいなくなったら、この子はどうなるんだろう」という悩みがあったからだ。この問題に対して、アンダーソンの流通センターで働いているアスペルガー症候群の成人の母親は、こう答えた。「もう、そんな心配はしていません」

従業員自身については、どうだろう——自閉症をもちながら正規のルートで就職した幸運な人たちは？　最近、私の目にとまった感動的な例が一つある。

二〇〇九年の秋、高機能自閉症のジョン・フィーンバーグは、ニューヨーク市の広告代理店で電子資料管理のアルバイトの仕事を手に入れた――ジョンのような言語で考える人にぴったりの仕事だ。最初は一週間だけ働く予定だったが、ジョンは、もっているスキル――正確、迅速、ふつうの脳の人ならいらいらするようなくり返しの作業をいとわない――のおかげで、代理店にとって貴重な人材になった。アルバイトが六か月間継続したあと、会社はジョンを正社員として雇うことにした。ジョンは、今日では、会社の電子資料データベースで目録やファイルを作成したり、商品の写真や広告の原本、在庫画像の管理をしたりしている。

「生まれつき細かいことがとても気になるたちだから、目録作成はお安いご用です」とジョンはメールに書いてきた。メールでコミュニケーションをはかるのは、ジョンの対人関係のスキルを物語っている。私たち（ジョンの話は、リチャードが友人を通じて知った）がメールで連絡をとったとき、ジョンの返事には、インタビューを受けるのはかまわないが、電話で話すのはとても気が進まないと書かれていた。人とじかに会うのも問題があるかもしれないとも書かれていた。話をしすぎて相手を辟易《へきえき》させるのがわかっているのだ。

「上司はぼくの障碍を承知していて、いっしょに仕事をするために最善を尽くしてくれます。そして、ぼくはいい結果を出して恩返ししようとしています。ぼくが上司の望んでいるようには理解できないときに我慢してくれていることへのお礼です。ほかの同僚と連絡をとるのは、電話とメールだけです」。それでも、こう書いている。「ぼくの知っているかぎりでは、同僚はみんなぼくのことをほんとうに気に入ってくれていて、ぼくの貢献に感謝してくれます。先月は、スタッフ会議で同僚の一人からほめられる、なんていうことまでありました」

ジョンは、今では二十九歳になり、最近、婚約した。ニューヨークを出て、「もっとお金の稼げるところ」に行こうと婚約者と計画している。こんなにうってつけの仕事が、ほかに見つかるのかという心配はご無用。「永続的に在宅勤務する許可を会社からもらっています」[12]

医者が自閉症の子どもをもつ親に、状況は絶望的で、人道的な選択肢は死ぬまで施設に入れることしかないと告げた時代から、私たちは大きく進歩した。

もちろん、まだまだ先は長い。無知と誤解は、一度社会の信念体系に組みこまれてしまったら、乗り越えるのは困難だ。二〇一〇年に映画「ソーシャル・ネットワーク」が公開されたとき、『ニューヨークタイムズ』紙のコラムニスト、デヴィッド・ブルックスは、フェイスブックの創設者マーク・ザッカーバーグの映画で描かれた人物像について、次のような評を述べている。「悪人というわけではない。家庭のしつけができていないだけだ」。ブルックスが言いたいのは、「しつけ」をして、ともかくも、ある脳を社会に適応させなければならないということなのだろう。ある脳とは、たいていの人ならたやすく理解する顔やしぐさの合図を処理できない脳、わいわいと騒がしく人とつき合うことではなく、キーボードをかちゃかちゃとたたいてコードを書くことに最大の充実感を見いだす脳のことだ。

あるものが「すべて心の中で起こっている」とすれば、人はえてして、それが意のままになり、もっと頑張っていたら、あるいは、ちがう訓練を受けていたら、自分でコントロールできたはずなのにと考える。そうではなく、自閉症は脳と遺伝子にあるという新たな確信が広まって、一般の人の姿勢が変わることを私は望んでいる。

これまで見てきたように、この確信は、すでに研究に影響を与え、原因と治療法を探す努力をさらに重ねるよう科学者の背中を押している。すでに、療法の姿勢に影響を与えていて、重点は、もっぱら欠陥に注目することから、強みを幅広く認識することに移っている。

六十年前には、自閉症がどんなふうに受けとめられていたかを、そして、私の自閉症の脳が、母に大きな不安を、医者に好奇心を、ベビーシッターや教師に挑戦する気持ちを与えたことを思い起こせば、六十年先がどうなっているかは想像もつかない。けれども、自閉症についての考え方がどんなものであれ、それは、一つひとつの脳について、一本一本のＤＮＡについて、一つひとつの形質、強みについて、そして何はさておき一人ひとりの人間について考えたものになるにちがいないと確信している。

思考タイプ別の向いている仕事

画像で考える人に向く仕事

- 建築と工学の製図技術者
- 写真家
- 動物調教師
- グラフィックアーティスト
- 宝飾品／工芸品デザイナー
- ウェブデザイナー
- 獣医
- 自動車整備士
- 機械整備士
- コンピューターのトラブル窓口係
- 舞台の照明監督
- 工業オートメーションの設計士
- 造園設計家
- 生物学教師

●人工衛星による地球画像の解析者
●配管工
●暖房、換気、空調技術者
●コピー機の修理技師
●視聴覚機器の技術者
●溶接工
●設備技師
●放射線技師
●医療機器の修理技師
●工業デザイナー
●コンピューターアニメ製作者

言語・事実で考える人に向く仕事

●ジャーナリスト
●翻訳家
●専門小売店
●司書
●証券アナリスト

●原稿整理編集者
●会計士
●予算アナリスト
●簿記係、記録管理者
●特別支援教育の教師
●図書の索引作成者
●言語療法士
●在庫管理の専門家
●法学研究者
●自動車販売店の契約専門家
●歴史家
●テクニカルライター
●銀行の窓口係
●ツアーガイド
●案内係

パターンで考える人に向く仕事

●コンピュータープログラマー

- エンジニア
- 物理学者
- 音楽家・作曲家
- 統計学者
- 化学者
- エレクトロニクス技術者
- 音楽教師
- 科学研究者
- 数学データの検索アナリスト
- 投資アナリスト
- 保険数理士
- 電気技師

謝辞

本書の刊行にかかわってくださったすべての方に感謝したい。編集者のアンドレア・シュルツと私の代理人ベッツィ・ラーナーには構想を練るときに大変お世話になった。共著者のリチャード・パネクは、理想的な相棒だった。最高のライターで、私の意見をとらえて、みごとに構成してくださった。言語思考とパターン思考のリチャードの能力が視覚思考の私の能力を補い、私たちは異なる頭脳で協力したと言える。豊富な科学知識は、計り知れないほど貴重だった。編集者のトレーシー・ローは、原稿整理編集以上の仕事をしてくださった。医師でもあり、大変ありがたいご示唆をいただいた。本書で取りあげた研究を行なった科学者のウォルター・シュナイダー、ナンシー・ミンシュー、マーリーン・バーマン、ピッツバーグ大学のアン・ハンフリーズ、カーネギーメロン大学のマーセル・ジャスト、ユタ大学のジェーソン・クーパーライダーにお礼を申し上げる。

――テンプル・グランディン

テンプルが名前をあげた人に加えて、私をテンプルと組ませてくださった私の代理人ヘンリー・ダナウ、脳画像と遺伝学について貴重なアドバイスをたまわったヴァージニア・ヒューズ、そして、すばらしい相棒のテンプルに感謝する。毎週行なっていたブレインストーミング・セッションが恋しくなるだろう。

——リチャード・パネク

解説――自閉症の脳の強みを探る

浜松医科大学児童青年期精神医学講座　特任教授
杉山登志郎

テンプル・グランディンは、これまで何冊かの自閉症と自閉症スペクトラムに関する解説書を書いている。その全てが大変に面白いだけでなく、いわゆる専門家と呼ばれる（私のような）人間が読んでも大変に学ぶことが多い。なぜだろう。言うまでもなく、テンプル・グランディンは当事者だからである。その一方で、彼女は実績のある有能な科学者である。自閉症に関する最新の研究とその成果を、当事者としての自分の体験と付き合わせながら取捨選択し、研究者側がつい見落としがちなその結果の背後にある問題や深い意味をとらえ直したりする。科学者としてのテンプル・グランディンが、自分自身をいわば対象として、科学的に検討を加えながら自閉症スペクトラムとは何なのか解説を行うのであるから、これが面白くないはずはないであろう。

二〇一三年にアメリカで発行された本書は、特に二十一世紀になって急速に発達した脳科学の成果を含む、自閉症スペクトラムを巡る最新の研究を網羅し、科学者テンプル・グランディンが自閉症の謎に迫った一冊である。この本の意義は、幾つかある。

第一に、最新の自閉症スペクトラム研究は、膨大になりすぎて、いわゆる専門家であってもなかなかその全貌を鳥瞰《ちょうかん》することが困難になってきている。その点、この本は最新の自閉症スペクトラムの意義ある研究だけを集めた最新のテキストである。

第二に、その研究の成果が、臨床にどのように結びつくのか、本当に役に立つのはどんな情報なのか、それをどのように役立てれば良いのか、本書では明確な指針が示される。研究が細分化し、研究の為の研究になりかねない昨今の状況において、この様な研究と臨床実践とを結びつけるという点においても、この本は優れたテキストである。

第三に、そうして最新の研究を繋いで行くと、自閉症とその周辺の問題を巡って時代が大きな転換点に辿り着いたことが明らかになる。テンプル・グランディンが強調するのは、次の点である。これまで、自閉症は全て欠陥という視点からとらえられてきた。しかし、一般よりもむしろ優れている要素にこそ焦点を当てるべきではないか。それによって、自閉症とその周辺の発達「障害」の全体像は一変するのである。苦手な部分があれば、脳はそれをカバーするため代償的に他の機能を発展させる。その機能的な凸凹によって、結果的に健常者では得られない優れた部分が出現する。発達「障害」の解決には、その凸凹の中にヒントが既に明示されている。谷間を埋めて普通にすることに汲々とするのではなく、せっかく展開した山の部分を有効に活用する方が、手間もエネルギーもかからない。これこそ、テンプル・グランディンの主張する「脳の強み」を生かす療育である。

この第三の視点からさらに続けて、私はかねてから密かに思い抱いて来た自閉症スペクトラムを巡るある疑問に対して、回答の糸口を見つけることができたように感じたのであるが、この点に関しては最後に触れたいと思う。

最新の研究によって何が明らかになったのだろうか。まず、脳画像研究である。テンプル・グランディンは、自分の脳の特徴に関する探索を継続して行ってきた。最新の脳画像を用いると、神経のネットワークである白質の神経繊維をきちんと辿ることができる。彼女の脳は、視覚路は健常者の四倍と大きく、一方で聴覚系の接続部分は非常に乏しいという結果であった。これは聴覚ー言語の入力に障害があり、その代わりに視覚ー映像で思考するパターンを身につけたテンプル・グランディンの臨床像を正に説明するものである。このような白質神経繊維束を明らかにする研究が示すものは、凸凹を抱えた脳が〇歳から成人に至ってもせっせと代償を発展させ、むしろ優れた機能を発展させてしまう状況である。また余り知られていないが、実はこの白質神経繊維束を辿る脳画像法によって幼児期にスクリーニングをかけることが可能かもしれないという結果も得られているのだ。

最新の遺伝学によって明らかになったことも興味深い。これは既に専門家の間では常識になっているのにまだ広く誤解されていることが幾つかある。例えば自閉症に関しては、加齢などによる遺伝的な変異が影響を与える可能性は、母親の年齢よりも父親の年齢であること。さらに、ゲノムワイドと呼ばれる全ての遺伝的な変異をチェックする方法による大規模調査を通して明らかになったのは、遺伝的な素因で説明できる問題よりも、環境要因からの影響の方が二倍も高いということである。微細な環境因子（薬、農薬、排気ガス、放射線、いわゆる環境ホルモンなど）は、遺伝子のスイッチのオン・オフに影響を与える。自閉症で言えば、一般的な抗てんかん薬であるバルプロ酸ナトリウム（デパケン）の妊娠中の服用は、わずかではあるがリスクをあげることなどが明らかになってきた。さらに子育ての状況（例えば子ども虐待などの影響）によってスイッチが入るという遺伝子の存在も明らかになりつつある。実はこの点は、もっと踏み込む必要があるのだが、この問題も後に回そう。

さて、二〇一三年五月にアメリカ精神医学会作成の国際的診断基準、「診断と統計の為のマニュアル第5版——DSM－5」が出版され、自閉症を巡る診断基準は大きく変化した。一九八〇年に出版されたDSM－Ⅲ以来、自閉症を代表とする生来の社会性の発達障害を示すグループを広汎性発達障害と呼んできた。この呼称の理由は、自閉症圏の発達障害が、様々な広汎な領域の発達の問題を引き起こすからである。一九九四年に出たDSM－Ⅳでは、自閉症、レット障害、小児期崩壊性障害、アスペルガー障害、特定不能の広汎性発達障害が広汎性発達障害の下位項目として分けられていた。DSM－5では、このうちレット障害は原因遺伝子（Methyl-CpG-binding protein2）が特定されたことを受け、DSM－5では独立した診断名としては挙げず、もし自閉症スペクトラムの症状がレット障害に関連していることが判明した場合は、その旨を付記することになった。そしてレット障害以外の下位診断項目四つをすべて自閉症スペクトラムに押し込む形になった。さらにDSM－Ⅲ以来、自閉症および広汎性発達障害は、三つの徴候、すなわち社会性の障害、コミュニケーションの障害、想像力の障害とそれに基づく行動の障害（こだわり行動）の各領域の機能の遅れや異常の有無によって判定されてきた。しかし、DSM-5では、自閉症スペクトラムの診断基準は社会的コミュニケーションおよび相互関係における持続的障害、および限定された反復する様式の行動、興味、活動の2つの領域にまとめられた。そして後者の下位項目に、臨床上の特徴として良く観察される知覚過敏性・鈍感性など知覚異常の項目が追加された。またこれらの問題が幼児期を過ぎて初めて見いだされる可能性に関して言及している。要するに従来の幼児期の症状を中核とした診断基準から、どの年齢でも用いることが可能なものへと大きく変わった。

テンプル・グランディンは過敏性の問題こそ、自閉症の中核であることを一貫して訴えてきた。同時に、この問題の研究が如何に遅れているのかを強調してきた。「自閉症研究者は、当事者にとって最も被害が大きい問題を解決したがるが、感覚過敏がどんなに大きな被害を与えているのか、まったくわかっていない」のである。感覚への過小反応と過剰反応は、前者が情報過多によって反応できなくなっているだけなので同じもの、という説明など、当事者ならではの面目躍如といったところである。さらに感覚過敏の処理方法に関する様々な提言は、目から鱗の情報に溢れている。

DSM-5でこの点は大きな改正が行われたにも関わらず、テンプル・グランディンは、従来の三つの基本症状を二つに絞り込んだことが、最新の研究の成果を反映していないと、きわめて的確な批判をしている。診断基準が変わることで、診断に含まれたり含まれなかったりする子どもが実際にいるのは、現行の診断基準が本質的に持っている問題である。どうしたらよいのか。彼女の提言は次の三つである。原因はこころではなく脳であり、その生物学的な問題を明らかにして診断すること。次に、脳は複雑なので原因は一つではなくいくつもあること。第三に、脳のあり方によって分けられるグループに特徴的な症状を明らかにする必要があること。この提言の適切さは言うまでもないであろう。彼女は述べる。戸棚の掃除をしているときには、掃除を始めた時より散らかってしまう時点があり、今がその時と。彼女にユーモアのセンスがそれほどあるとは思えないのに、本を読んでいて思わず笑ってしまうことが多いのは、彼女がいつも正直に事実を述べるからなのだと思う。事実の中に、健常者と言われる人々の陥りがちな穴があからさまに現れてしまうのである。

本書の中で、自閉症の脳の特徴から展開して、人間の脳が元々持つパターンに言及して行く部分は圧巻である。その中に脳を活用する様々なヒントが溢れている。読者はぜひこの部分を熟読して欲しい。ここに展開されているのは、自閉症には限らない人間の脳の個性に沿った活用を行うためのレシピであり、方法論である。「脳は筋肉に似ていて、使われた領域は成長する」のである。その一方でテンプル・グランディンは強調する。「自閉症がすばらしいもので、自閉症を持つ人は誰もが手放しで自分たちの強みを賞賛すべきだなどと言っているのではない。そうではなく、一人ひとりの強みが何なのか、現実的に、ケースバイケースで認識できるなら、一人ひとりの将来をもっとうまく決定できるのだ」と。本書の末尾に、彼女は就労するためのアドバイスを並べている。そこに書かれた「言い訳をしない」「人と仲よくする」「感情をコントロールする」「マナーに気をつける」などの項目は、長年、自閉症スペクトラムの臨床に従事してきた者として、全く同感であり、当事者からの発言であるだけに重い。

さて最後に、私が長年抱いていた疑問について述べておきたい。それはこんな疑問である。自閉症スペクトラムは増えているという実感がある。するとそこには進化論的な意味があるのではないだろうか。テンプル・グランディンが明示するように、自閉症の諸症状をマイナスではなく、プラスととらえ、その症状を考慮してみると過敏性の存在が浮かび上がる。過敏性が持つプラス面とは何だろう。脳を、生体を有害な刺激から守ることである。われわれはいつの間にか、様々なリスクを持つものに囲まれて生きるようになった。過敏性には、有害になりうる刺激や物質から自分を守るという意味があるのではないだろうか。この発想は次のアイデアに行き着く。グランディンが指摘するように、脳の個性に合わせたオーダーメードな支援を行うことが、脳を最も発達させるのだとすると、脳にとって気持ちの良い支援や教育こそ、自閉症スペクトラムを最も伸ばす手技になるのではないか。

われわれは確かに、新しい時代に差し掛かってきている。

訳者あとがき

世の中には、やたらと記憶力のいい人や頭の回転が速い人、発想の豊かな人がいます。そういう人たちの頭の中はどうなっているのだろう、並の人間とは脳のつくりがちがうのかなと考えることは、みなさんもあるでしょう。本書（原題「*The Autistic Brain: Thinking across the spectrum*」）の著者で自閉症の当事者でもあるグランディンの脳は、脳画像によると、ほんとうにふつうの脳とちがっていました。脳の働き方のちがいは接続の仕方や構造にあるようだという発見は、やはりそうだったのかと思うと同時に、ふつうの脳とは明確に異なるグランディンの脳画像を見ると驚きを禁じえません。

ただし、「ふつうの脳」という言葉には問題があります。教育研究家のトーマス・アームストロングは、どこもかしこもふつうの脳などどこにもないと言い、グランディンによると、脳を構成するさまざまな器官の大きさや状態は人それぞれに相違があり、脳のさまざまなちがいが私たち一人ひとりの個性を生みだしてもいるのだそうです。それなら、自分の脳はどんなふうになっているのだろう、物忘れが得意なのは記憶をつかさどる部位で配線が不足しているからなのかな、とちょっと中をのぞいてみたくなります。本書は、自閉症の脳について述べていますが、脳の構造や働き、思考のタイプ、感覚処理問題についての解説は、自閉症でない人にも、自分の脳や感覚について考える手がかりになり、何らかの問題解決の参考になるのではないでしょうか。身近な人を理解する上でも役に立ちそうです。

グランディンは、動物学者、大学教授、家畜取り扱い装置を設計する会社の経営者として活躍する中で、自閉症の啓発活動にも積極的に取り組み、当事者の自立やまわりの人びとの理解を願い、自らの体験から得た知見や教訓をこれまで数多くの著書で語ってきました。本書では、「自閉症は脳にある」という揺るぎない信念にもとづいて、最新の脳科学や遺伝学などの研究、当事者の自己報告といった多数のデータから科学的に自閉症の謎にせまろうとしています。自分の体験はもとより脳画像やテストの結果を公表し、また、以前の自分の考え方の誤りをきちんと認めながら、数多くの研究論文をひもといて、新しい説の科学的な裏づけを探しています。

グランディンのこのような姿を見ると、科学者としての真摯な態度に感服するとともに、自閉症をもちながらも、ちっとも閉じこもっていないように思えます。本書では、ドナ・ウィリアムズや言葉を話さないティト・ムコパディヤイなど自閉症の人の話も紹介されていますが、こうした人たちも、閉じこもっているように見えるだけで、自分の気持ちを何らかの形で伝えようとしています。ほかの自閉症の人たちも、ほんとうは、言いたいことがたくさんあるのではないでしょうか。

感覚処理問題は、グランディンがつねに大きく取りあげて重要性を訴えているテーマです。切実な問題でありながら、そのほんとうのつらさは本人でなければわからないからでしょう。

感覚処理の問題をもつ人はめずらしくないと本書でも述べていますが、私も、これをまのあたりにしたことがあります。昨年の夏、プロ野球の試合を観戦しているときでした。6回裏の攻撃が終わったあと、恒例のジェット風船飛ばしが始まったとたんに、そばにいた清掃係の青年が急に耳をふさいで、怯えたようにしゃがみこんでしまったのです。青年が自閉症のスペクトラム上にあったのかどうかはわかりませんが、聴覚処理問題をもっていて、風船が飛び出すときのキューン、キューンという音が耐えられなかったのでしょう。本人とまわりの人が感覚処理問題の大きさに気づいたら、何らかの対策を立てて、うまく対処できるのではないかと思いました。また、職場の環境の点でも、適切な仕事を見つけることが大切だとグランディンはつねに述べていますが、この青年にも感覚処理問題で苦しまない仕事をしてほしいものです。

翻訳にあたっては、これまで「障害」と表記されていた用語で「障碍」という表記を使っています。「碍」という字は、ふだんあまり見かけませんが、「差し支える」という意味で、本来の表記だったのですが、当用漢字でないため代わりに「害」が使われるようになったこと、「害」は「悪いもの」という意味やイメージがあることなどを考慮したためです。ただし、書名や論文名、引用では、それぞれで使われている表記をそのまま借用しました。そのため、表記が統一されていないところもあることをお断りいたします。

5章では、DSM-5（『精神疾患の診断・統計マニュアル』の最新改訂版）の診断名や診断基準にまつわる問題を大きく取りあげています。DSM-5は、アメリカでは二〇一三年に刊行されましたが、本書の原書が書かれている時点では、まだ発売されていませんでした。邦訳書は、現在、まだ出ていません。そのため本書の記述が、実際の原書や、やがて手に入る邦訳書と異なる場合があるかもしれないことは、ご了承を願います。ＤＳＭ－５の診断名、診断基準などの訳語・記述については、既刊のＤＳＭを参考にしました。また、アメリカ国内の制度や施設など、日本の一般の読者にはあまり役に立たないと思われる情報は適宜削除し、文章を整えた章もあることを、あわせてお断りいたします。

本書は、自閉症の脳を科学するという本であるだけに、脳科学や遺伝学にはじまり、はてはフラクタル幾何学や量子力学まで登場し、訳者としては興味深くても、あまりなじみのない専門的な解説や用語もありました。こうした点については、編集や校正の方がたに助けていただきました。いつものように訳文をていねいにチェックし、整理してくださいましたＮＨＫ出版の塩田知子さん、適切な用語を選び、訳注を加えてくださいました校正の酒井清一さんに深く感謝いたします。

自閉症については謎の部分が多く、本書によると、脳科学や遺伝学の分野で研究が進められていく中で、謎の解明は一筋縄ではいかないことがますますあきらかになっています。その一方で、科学技術のめざましい進歩のおかげで、希望の光も見えてきているようです。新しい知識や技術が自閉症の謎の解明につながることを願います。

二〇一四年二月

中尾ゆかり

自閉症の脳を読み解く

どのように考え、感じているのか

2014年3月20日　第1刷発行
2021年6月25日　第8刷発行

著　者　テンプル・グランディン
　　　　リチャード・パネク
訳　者　中尾ゆかり
発行者　森永公紀
発行所　NHK出版
　　　　〒150-8081　東京都渋谷区宇田川町41－1
　　　　TEL 0570-009-321（問い合わせ）
　　　　　　0570-000-321（注文）
　　　　ホームページ　https://www.nhk-book.co.jp
　　　　振替　00110-1-49701
印　刷　亨有堂印刷所／近代美術
製　本　藤田製本

乱丁・落丁本はお取り替えいたします。
定価はカバーに表示してあります。

Printed in Japan
ISBN978-4-14-081631-8 C0098

著者
テンプル・グランディン
Temple Grandin　Ph.D.

コロラド州立大学教授。動物学博士。自閉症の当事者であり、自閉症啓蒙活動において世界的に影響力のある学者のひとり。その半生は、オリヴァー・サックスの名著『火星の人類学者』で取り上げられ、テレビ映画「テンプル・グランディン～自閉症とともに」（HBO社、2010年。エミー賞7部門受賞。ゴールデングローブ主演女優賞受賞。主演クレア・デインズ。日本ではLaLa TVで放送）が放映されるなど、つとに有名。2010年にはタイム誌の「社会に最も影響を与えた100人」のひとりに選ばれる。日本でも、2013年1月にNHK-BS1の「ワールドWave」で「時代の開拓者たち」のひとりとして紹介された。おもな著書に、『動物感覚』『自閉症感覚』『動物が幸せを感じるとき』（いずれもNHK出版）、『我、自閉症に生まれて』『自閉症の才能開発』（いずれも学習研究社）などがある。ニューヨークタイムズ・ベストセラーとなった『動物感覚』『動物が幸せを感じるとき』を含め、アメリカでの著書の累計発行部数は100万部を超える。コロラド州フォートコリンズ在住。

リチャード・パネク
Richard Panek

サイエンスライター。科学書部門でグッゲンハイム奨励金を受ける。
おもな著書に *The 4 Percent Universe* などがあり、16か国語に翻訳されている。
ニューヨーク在住。

訳者
中尾ゆかり（なかお・ゆかり）

西南学院大学文学部卒業、翻訳家。
訳書にテンプル・グランディン『動物感覚』『自閉症感覚』『動物が幸せを感じるとき』、デイヴィッド・スローン・ウィルソン『みんなの進化論』、メアリー・マイシオ『チェルノブイリの森』、トーマス・アームストロング『脳の個性を才能にかえる』（以上、NHK出版）、ジャン＝ブノワ・ナドー＆ジュリー・バーロウ『フランス語のはなし』、共訳書にレズリー・ゼブロウィッツ『顔を読む』（以上、大修館書店）などがある。

解説
杉山登志郎
（浜松医科大学児童青年期精神医学講座 特任教授）

協力
若林明雄
（千葉大学文学部行動科学科心理学講座 教授、
ケンブリッジ大学自閉症研究センター 客員教授）

［校正］
酒井清一

［本文DTP］
ドルフィン

原注

第1部 「行動」から「原因」へ

●1章 診断の問題点

1. John Donvan and Caren Zucker, "Autism's First Child," *Atlantic*, October 2010.

2. Leo Kanner, "Autistic Disturbances of Affective Contact," *Nervous Child* 2 (1943): 217–50.（「情動的交流の自閉的障害」『幼児自閉症の研究』 レオ・カナー著、十亀史郎訳、黎明書房、2001年）

3. Leo Kanner, "Problems of Nosology and Psychodynamics in Early Childhood Autism," *American Journal of Orthopsychiatry* 19, no. 3 (1949): 416–26.（「早期幼児自閉症における疾病学と精神力動に関する諸問題」 同訳書）

4. "Medicine: The Child Is Father," *Time*, July 25, 1960, http://autismedsp5310s20f10.pbworks.com/f/Time-The+Child+Is+Father.pdf.

5. http://www.autism-help.org/points-refrigerator-mothers.htm.

6. Eustacia Cutler, *Thorn in My Pocket: Temple Grandin's Mother Tells the Family Story* (Arlington, TX: Future Horizons, 2004).

7. Richard Pollak, *The Creation of Dr. B: A Biography of Bruno Bettelheim* (New York: Simon & Schuster, 1997).

8. Temple Grandin, "My Experiences as an Autistic Child and Review of Selected Literature," *Journal of Orthomolecular Psychiatry* 13, no. 3 (1984): 144–74.

9. Roy Richard Grinker, *Unstrange Minds: Remapping the World of Autism* (New York: Basic Books, 2007).

10. D. L. Rosenhan, "On Being Sane in Insane Places," *Science* 179, no. 4070 (January 19, 1973): 250–58.

11. Lynn Waterhouse et al., "Diagnosis and Classification in Autism," *Journal of Autism and Developmental Disorders* 26, no. 1 (1996): 59–86.

12. Lorna Wing: Lorna Wing, "Asperger's Syndrome: A Clinical Account," *Psychological Medicine* 11 (1981): 115–30.

13. Marissa King and Peter Bearman, "Diagnostic Change and the Increased

Prevalence of Autism," *International Journal of Epidemiology* 38, no. 5 (October 2009): 1224–34.
14. Ka-Yuet Liu, Marissa King, and Peter Bearman, "Social Influence and the Autism Epidemic," *American Journal of Sociology* 115, no. 5(March 2010): 1387–1434.
15. Grinker, *Unstrange Minds*.
16. http://www.cdc.gov/ncbddd/autism/addm.html.
17. ジェフリー・S・アンダーソンのインタビュー。

● 2章　脳画像による新発見

1. Eric Courchesne et al., "Cerebellar Hypoplasia and Hyperplasia in Infantile Autism," *Lancet* 343, no. 8888 (January 1, 1994): 63–64.
2. N. Shinoura et al., "Impairment of Inferior Longitudinal Fasciculus Plays a Role in Visual Memory Disturbance," *Neurocase* 13, no. 2 (April 2007): 127–30.
3. http://newsroom.ucla.edu/portal/ucla/ucla-scientists-boost-memory-by- 228557.aspx.
4. Sarah DeWeerdt, "Study Links Brain Size to Regressive Autism," Simons Foundation Autism Research Initiative, December 12, 2011, http://sfari.org/ news-and-opinion/news/2011/study-links-brain-size-to-regressive-autism.
5. Nancy J. Minshew and Timothy A. Keller, "The Nature of Brain Dysfunction in Autism: Functional Brain Imaging Studies," *Current Opinion in Neurology* 23, no. 2 (April 2010): 124–30.
6. ジョイ・ハーシュのインタビュー。
7. Liz Szabo, "Autism Science Is Moving 'Stunningly Fast,'" USA Today, April 30, 2012, http://usatoday30.usatoday.com/news/health/story/2012-04-08/Autism-science-research- moving-faster/54134028/1.
8. Naomi B. Pitskel et al., "Brain Mechanisms for Processing Direct and Averted Gaze in Individuals with Autism," *Journal of Autism and Developmental Disorders* 41, no. 12 (December 2011): 1686–93.
9. Marcel Adam Just et al., "Cortical Activation and Synchronization During Sentence Comprehension in High-Functioning Autism: Evidence of Underconnectivity," *Brain* 127, no. 8 (August 2004): 1811–21.
10. M. E. Vissers et al., "Brain Connectivity and High Functioning Autism:

A Promising Path of Research That Needs Refined Models, Methodological Convergence, and Stronger Behavioral Links," *Neuroscience and Biobehavioral Reviews* 36, no. 1 (January 2012): 604–25.

11. H. C. Hazlett et al., "Teasing Apart the Heterogeneity of Autism: Same Behavior, Different Brains in Toddlers with Fragile X Syndrome and Autism," *Journal of Neurodevelopmental Disorders 1*, no. 1 (March 2009): 81–90.

12. Grace Lai et al., "Speech Stimulation During Functional MR Imaging as a Potential Indicator of Autism," *Radiology* 260, no. 2 (August 2011): 521–30.

13. Jeffrey S. Anderson et al., "Functional Connectivity Magnetic Resonance Imaging Classification of Autism," *Brain* 134 (December 2011): 3742–54.

14. A. Elnakib et al., "Autism Diagnostics by Centerline-Based Shape Analysis of the Corpus Callosum," *IEEE International Symposium on Biomedical Imaging: From Nano to Macro* (March 30, 2011): 1843–46.

15. Lucina Q. Uddin et al., "Multivariate Searchlight Classification of Structural Magnetic Resonance Imaging in Children and Adolescents with Autism," *Biological Psychiatry* 70, no. 9 (November 2011): 833–41.

16. Jason J. Wolff et al., "Differences in White Matter Fiber Tract Development Present from 6 to 24 Months in Infants with Autism," *American Journal of Psychiatry* 169, no. 6 (June 2012): 589–600.

17. ウォルター・シュナイダーのインタビュー。

18. S. S. Shin et al., "High-Definition Fiber Tracking for Assessment of Neurological Deficit in a Case of Traumatic Brain Injury: Finding, Visualizing, and Interpreting Small Sites of Damage," *Journal of Neurosurgery* 116, no. 5 (May 2012): 1062–69.

19. Temple Grandin and Margaret M. Scariano, *Emergence* (New York: Warner Books, 1996).（『我、自閉症に生まれて』テンプル・グランディン、マーガレット・M・スカリアノ著、カニングハム久子訳、学習研究社、1994年）

20. Virginia Hughes, "Movement During Brain Scans May Lead to Spurious Patterns," Simons Foundation Autism Research Initiative, January 16, 2012, http://sfari.org/news-and-opinion/news/2012/movement-during-brain-scans-may-lead-to-spurious- patterns.

21. Greg Miller, "Growing Pains for fMRI," *Science* 320 (June 13, 2008): 1412–14.

●3章　遺伝子との関係

1. Gina Kolata, "Study Discovers Road Map of DNA," *New York Times*, September 6, 2012.

2. Amartya Sanyal et al., "The Long-Range Interaction Landscape of Gene Promoters," *Nature* 489 (September 6, 2012): 109–13.

3. S. Folstein and M. Rutter, "Infantile Autism: A Genetic Study of 21 Twin Pairs," *Journal of Child Psychology and Psychiatry* 18, no. 4 (September 1977): 297–321.

4. A. Bailey et al., "Autism as a Strongly Genetic Disorder: Evidence from a British Twin Study," *Psychological Medicine* 25, no. 1 (January 1995): 63–77.

5. http://www.autismspeaks.org/science/initiatives/autism-genome-project/first-findings.

6. http://www.autismspeaks.org/about-us/press-releases/autism-speaks-and -worlds -leading-autism-experts-announce-publication-autism-.

7. Peter Szatmari et al., "Mapping Autism Risk Loci Using Genetic Linkage and Chromosomal Rearrangements," *Nature Genetics* 39, no. 3 (March 2007): 319–28.

8. Jonathan Sebat et al., "Strong Association of De Novo Copy Number Mutations with Autism," *Science* 316, no. 5823 (April 20, 2007): 445–49.

9. http://www.autismspeaks.org/about-us/press-releases/new-autism-genes-discovered-autism-speaks-and-worlds-leading-autism-experts.

10. http://geschwindlab.neurology.ucla.edu/index.php/in-the-news/16-news/88-dna-scan-for-familial-autism-finds-variants-that-disrupt-gene-activity-in-autistic-kids-.

11. Matthew W. State and Nenad Šestan, "The Emerging Biology of Autism Spectrum Disorders," *Science*337 (September 2012): 1301–3.

12. G・ブラッドリー・シェーファーのインタビュー。

13. Stephen Sanders et al., "De Novo Mutations Revealed by Whole-Exome Sequencing Are Strongly Associated with Autism," *Nature* 485 (May 10, 2012): 237–41.

14. Brian J. O'Roak et al., "Sporadic Autism Exomes Reveal a Highly Interconnected Protein Network of De Novo Mutations," *Nature* 485 (May 10, 2012): 246–50.

15. Benjamin M. Neale et al., "Patterns and Rates of Exonic De Novo Mutations in Autism Spectrum Disorders," *Nature* 485 (May 10, 2012): 242–45.

16. Augustine Kong et al., "Rate of De Novo Mutations and the Importance of Father's Age to Disease Risk," *Nature* 488 (August 2012): 471–75.

17. Deborah Rudacille, "Family Sequencing Study Boosts Two-Hit Model of Autism," Simons Foundation Autism Research Initiative, May 15, 2011, http://sfari.org/news-and-opinion/news/2011/family-sequencing-study-boosts-two-hit-model-of-autism.
18. Claire S. Leblond et al., "Genetic and Functional Analyses of SHANK2 Mutations Suggest a Multiple Hit Model of Autism Spectrum Disorders," *PLoS Genetics* 8, no. 2 (February 2012): e1002521, doi:10.1371/journal.pgen.1002521.
19. Virginia Hughes, "SHANK2 Study Bolsters 'Multi-Hit' Gene Model of Autism," Simons Foundation Autism Research Initiative, February 13, 2012, http://sfari.org/news-and-opinion/news/2012/shank2-study-bolsters-multi-hit-gene-model-of-autism.
20. http://www.universityofcalifornia.edu/news/article/25624.
21. http://www.universityofcalifornia.edu/news/article/24693.
22. イルヴァ・ヘルツ・ピッチョットのインタビュー。
23. R. J. Schmidt et al., "Prenatal Vitamins, One-Carbon Metabolism Gene Variants, and Risk for Autism," *Epidemiology* 22, no. 4 (July 2011): 476–85.
24. H. E. Volk et al., "Residential Proximity to Freeways and Autism in the CHARGE Study," *Environmental Health Perspectives* 119, no. 6 (June 2011): 873–77.
25. P. Krakowiak et al., "Maternal Metabolic Conditions and Risk for Autism and Other Neurodevelopmental Disorders," *Pediatrics* 129, no. 5 (May 2012): 1121–28.
26. J. F. Shelton et al., "Tipping the Balance of Autism Risk: Potential Mechanisms Linking Pesticides and Autism," *Environmental Health Perspectives* 120, no. 7 (April 2012): 944–51.
27. Philip J. Landrigan et al., "A Research Strategy to Discover the Environmental Causes of Autism and Neurodevelopmental Disabilities," *Environmental Health Perspectives* 120, no. 7 (July 2012): a258–a260.
28. http://www.fda.gov/Safety/MedWatch/SafetyInformation/SafetyAlertsforHumanMedicalProducts/ucm261610.htm.
29. Miriam E. Tucker, "Valproate Exposure Associated with Autism, Lower IQ," Internal Medicine News Digital Network, December 5, 2011, http://www.internalmedicinenews.com/specialty-focus/women-s-health/single-article-page/valproate-exposure-associated-with-autism-lower-iq.

30. Simons Foundation Autism Research Initiative, June 5, 2012, https://sfari.org/news-and-opinion/blog/2012/valproate-fate.
31. Lisa A. Croen et al., "Antidepressant Use During Pregnancy and Childhood Autism Spectrum Disorders," *Archives of General Psychiatry* 68, no. 11 (November 2011): 1104–12.
32. A. J. Wakefield et al., "Ileal-Lymphoid-Nodular Hyperplasia, Non-Specific Colitis, and Pervasive Developmental Disorder in Children," *Lancet* 351, no. 9103 (February 28, 1998): 637–41.
33. Editors of *The Lancet*, "Retraction — 'Ileal-Lymphoid-Nodular Hyperplasia, Non-Specific Colitis, and Pervasive Developmental Disorder in Children,'" *Lancet* 375, no. 9713 (February 6, 2010): 445.
34. David Dobbs, "The Orchid Children," *New Scientist*, January 28, 2012.
35. http://www.utexas.edu/research/asrec/dopamine.html.
36. Kenneth D. Gadow et al., "Parent-Child DRD4 Genotype as a Potential Biomarker for Oppositional, Anxiety, and Repetitive Behaviors in Children with Autism Spectrum Disorder," *Progress in Neuro-Psychopharmacology and Biological Psychiatry* 34, no. 7 (October 1, 2010): 1208–14.
37. J. Belsky et al., "Vulnerability Genes or Plasticity Genes?" *Molecular Psychiatry* 14, no. 8 (August 2009): 746–54.
38. W. Thomas Boyce and Bruce J. Ellis, "Biological Sensitivity to Context: I. An Evolutionary–Developmental Theory of the Origins and Functions of Stress Reactivity," *Development and Psychopathology* 17, no. 2 (June 1, 2005): 271–301.
39. Sigmund Freud, "On Narcissism: An Introduction," in *The Standard Edition of the Complete Psychological Works of Sigmund Freud*, vol. 14 (London: Hogarth Press, 1957).（『フロイト全集 13』 立木康介訳、岩波書店、2010年）
40. Sigmund Freud, "Beyond the Pleasure Principle," in *The Standard Edition of the Complete Psychological Works of Sigmund Freud*, vol. 18 (London: Hogarth Press, 1955).（『フロイト全集 17』 須藤訓任訳、岩波書店、2006年）

●4章　まわりの世界に対する感受性

1. Elysa Jill Marco et al., "Sensory Processing in Autism: A Review of Neurophysiologic Findings," *Pediatric Research* 69, no. 5, pt. 2 (May 2011):

48R–54R.
2. Laura Crane et al., "Sensory Processing in Adults with Autism Spectrum Disorders," *Autism* 13, no. 3 (May 2009): 215–28.
3. Lisa D. Wiggins et al., "Brief Report: Sensory Abnormalities as Distinguishing Symptoms in Autism Spectrum Disorders in Young Children," *Journal of Autism and Developmental Disorders* 39 (2009): 1087–91.
4. David Amaral et al., eds., *Autism Spectrum Disorders* (New York: Oxford University Press, 2011).
5. http://www.autismsouthafrica.org/virtual library.htm. "Asperger adults describe their experience of sensory overload."
6. B. A. Corbett et al., "Cortisol Circadian Rhythms and Response to Stress in Children with Autism," *Psychoneuroendocrinology* 31, no. 1 (January 2006): 59–68.
7. A. E. Lane et al., "Sensory Processing Subtypes in Autism: Association with Adaptive Behavior," *Journal of Autism Developmental Disorders* 40, no. 1 (January 2010): 112–22.
8. Anjana N. Bhat, "Current Perspectives on Motor Functioning in Infants, Children, and Adults with Autism Spectrum Disorders," *Physical Therapy* 91, no. 7 (July 2011): 1116–29.
9. Tito Rajarshi Mukhopadhyay, *How Can I Talk If My Lips Don't Move: Inside My Autistic Mind* (New York: Arcade Publishing, 2008).
10. Arthur Fleischmann and Carly Fleischmann, *Carly's Voice: Breaking Through Autism* (New York: Touchstone, 2012).
11. Henry Markram, "The Intense World Syndrome — an Alternative Hypothesis for Autism," *Frontiers in Neuroscience* 1, no. 1 (2007): 77–96.
12. B. Gepner and F. Féron, "Autism: A World Changing Too Fast for a Mis-Wired Brain?," *Neuroscience and Biobehavioral Reviews* 33, no. 8 (September 2009): 1227–42.
13. Temple Grandin, "Visual Abilities and Sensory Differences in a Person with Autism," *Biological Psychiatry* 65 (2009): 15–16.
14. Donna Williams, *Autism: An Inside-Out Approach* (London: Jessica Kingsley Publishers, 1996).
15. http://www.autismathomeseries.com/library/2009/08/inside-the-mind-of-sensory-overload/.

16. http://www.wrongplanet.net/postp4758182.html&highlight=.
17. http://thewildeman2.hubpages.com/hub/Autistic-Sensory-Overload.
18. Nathalie Boddaert et al., "Perception of Complex Sounds: Abnormal Pattern of Cortical Activation in Autism," *American Journal of Psychiatry* 160, no. 11 (2003): 2057–60.
19. F. Tecchio et al., "Auditory Sensory Processing in Autism: A Magnetoencephalographic Study," *Biological Psychiatry* 54, no. 6 (September 2003): 647–54.
20. Sandra Sanchez, "Functional Connectivity of Sensory Systems in Autism Spectrum Disorders: An fcMRI study of Audio-Visual Processing" (PhD diss., San Diego State University, 2011).
21. 以下を参照。I. Molnar-Szakacs and P. Heaton, "Music: A Unique Window into the World of Autism," *Annals of the New York Academy of Sciences* 1252 (April 2012): 318–24.
22. Grace Lai et al., "Neural Systems for Speech and Song in Autism," *Brain* 135, no. 3 (March 2012): 961–75.
23. R. S. Kaplan and A. L. Steele, "An Analysis of Music Therapy Program Goals and Outcomes for Clients with Diagnoses on the Autism Spectrum," *Journal of Music Therapy* 42, no. 1 (Spring 2005): 2–19.
24. Catherine Y. Wan and Gottfried Schlaug, "Neural Pathways for Language in Autism: The Potential for Music-Based Treatments," *Future Neurology* 5, no. 6 (2010): 797–805.
25. Catherine Y. Wan et al., "Auditory-Motor Mapping Training as an Intervention to Facilitate Speech Output in Non-Verbal Children with Autism: A Proof of Concept Study," *PLoS ONE* 6, no. 9 (2011): e25505, doi:10.1371/journal.pone.0025505.

第2部 「弱点」から「強み」へ

● 5章 「診断名」の限界

1. Lizzie Buchen, "Scientists and Autism: When Geeks Meet," *Nature* 479 (November 2011): 25–27.

2. Simon Baron-Cohen et al., "The Autism-Spectrum Quotient (AQ): Evidence from Asperger Syndrome/High-Functioning Autism, Males and Females, Scientists and Mathematicians," *Journal of Autism and Developmental Disorders* 31 (2001): 5–17.

3. T. Buie et al., "Evaluation, Diagnosis, and Treatment of Gastrointestinal Disorders in Individuals with ASDs: A Consensus Report," *Pediatrics* 125, supplement 1 (January 2010): S1–18.

4. David R. Simmons et al., "Vision in Autism Spectrum Disorders," *Vision Research* 49 (2009): 2705–39.

5. http://iacc.hhs.gov/events/2010/slides_susan_swedo_043010.pdf.

6. 以下参照。K. K. Chadman, "Fluoxetine but Not Risperidone Increases Sociability in the BTBR Mouse Model of Autism," *Pharmacology, Biochemistry, and Behavior* 97, no. 3 (January 2011): 586–94.

7. Laura Pina-Camacho et al., "Autism Spectrum Disorder: Does Neuroimaging Support the *DSM-5* Proposal for a Symptom Dyad? A Systematic Review of Functional Magnetic Resonance Imaging and Diffusion Tensor Imaging Studies," *Journal of Autism and Developmental Disorders* 42, no. 7 (July 2012): 1326–41.

8. 以下参照。Emil F. Coccaro, "Intermittent Explosive Disorder as a Disorder of Impulsive Aggression for *DSM-5*," *American Journal of Psychiatry* 169 (June 2012): 577–88.

9. James C. McPartland et al., "Sensitivity and Specificity of Proposed *DSM-5* Diagnostic Criteria for Autism Spectrum Disorder," *Journal of the American Academy of Child and Adolescent Psychiatry* 51, no. 4 (April 2012): 368–83.

10. M. Huerta et al., "Application of *DSM-5* Criteria for Autism Spectrum Disorder to Three Samples of Children with *DSM-IV* Diagnoses of Pervasive Developmental Disorders," *American Journal of Psychiatry* 10 (October 2012): 1056–64.

11. Judith S. Verhoeven et al., "Neuroimaging of Autism," *Neuroradiology*52, no. 1

(2010): 3–14.
12. Matthew W. State and Nenad Šestan, “The Emerging Biology of Autism Spectrum Disorders,” *Science* 337 (September 2012): 1301–3.

●6章　神は細部に宿る

1. Laurent Mottron, “Changing Perceptions: The Power of Autism,” *Nature* 479 (November 2011): 33–35.
2. Grant K. Plaisted and G. Davis, “Perception and Apperception in Autism: Rejecting the Inverse Assumption,” *Philosophical Transactions of the Royal Society B: Biological Sciences* 364, no. 1522 (May 2009): 1393–98.
3. M. Dawson et al., “The Level and Nature of Autistic Intelligence,” *Psychological Science* 18, no. 8 (August 2007): 647–62.
4. David Wolman, “The Autie Advantage,” *New Scientist* 206 (April 2010): 32–35.
5. Madhusree Mukerjee, “A Transparent Enigma,” *Scientifi c American*, June 2004.
6. Virginia Hughes, “Autism Often Accompanied by ‘Super Vision,’ Studies Find,” Simons Foundation Autism Research Initiative, February 12, 2009, http://sfari.org/news-and-opinion/news/2009/autism-often-accompanied-by-super-vision-studies-find.
7. Tim Langdell, “Recognition of Faces: An Approach to the Study of Autism,” *Journal of Child Psychology and Psychiatry and Allied Disciplines* 19, no. 3 (July 1978): 255–68.
8. 以下参照。P. Murphy et al., “Perception of Biological Motion in Individuals with Autism Spectrum Disorder,” *Perception 37 ECVP Abstract Supplement* (2008): 113; Evelien Nackaerts, “Recognizing Biological Motion and Emotions from Point-Light Displays in Autism Spectrum Disorders,” *PLoS ONE 7*, no. 9 (September 2012): e44473, PMCID 22970227, PMCIDPMC3435310.
9. 以下参照。R. P. Hobson, “The Autistic Child’s Appraisal of Expressions of Emotion,” *Journal of Child Psychology and Psychiatry* 27 (1986): 321–42.
10. 以下参照。Michael S. Gaffrey et al., “Atypical Participation of Visual Cortex During Word Processing in Autism: An fMRI Stusdy of Semantic Decision,” *Neuropsychologia*45, no.8 (April 9, 2007): 1672–84; R. K. Kana et al., “Sentence Comprehension in Autism: Thinking in Pictures with Decreased Functional

Connectivity," *Brain*,129, no. 9 (September 2006): 2484–93.
11. B. Keehn et al., "Functional Brain Organization for Visual Search in ASD," *Journal of the International Neuropsychological Society* 14, no. 6 (2008): 990–1003.
12. Mottron, "Changing Perceptions."
13. 以下参照。Temple Grandin, "My Mind Is a Web Browser: How People with Autism Think," *Cerebrum*2, no. 1 (Winter 2000): 14–22.
14. Lisa D. Wiggins et al., "Brief Report: Sensory Abnormalities as Distinguishing Symptoms in Autism Spectrum Disorders in Young Children," *Journal of Autism and Developmental Disorders* 39 (2009): 1087–91.
15. D. L. Williams et al., "The Profile of Memory Function in Children with Autism," *Neuropsychology* 20, no. 1 (January 2006): 21–29.
16. Motomi Toichi and Yoko Kamio, "Long-Term Memory and Levels-of-Processing in Autism," *Neuropsychologia* 40 (2002): 964–69.
17. Liam S. Carroll and Michael J. Owen, "Genetic Overlap Between Autism, Schizophrenia, and Bipolar Disorder," *Genome Medicine* 1 (2009): 102.1–102.7.
18. S. H. Carson, "Creativity and Psychopathology: A Shared Vulnerability Model," *Canadian Journal of Psychiatry* 56, no. 3 (March 2011): 144–53.
19. John Elder Robison, *Be Different: Adventures of a Free-Range Aspergian* (New York: Crown, 2011).（『変わり者でいこう――あるアスペルガー者の冒険』 ジョン・エルダー・ロビソン著、藤井良江訳、東京書籍、2012年）

●7章　パターンで考えるタイプ

1. Temple Grandin, "My Experiences as an Autistic Child and Review of Selected Literature," *Journal of Orthomolecular Psychiatry* 13, no. 3 (1982): 144–74.
2. 以下参照。Temple Grandin, "How Does Visual Thinking Work in the Mind of a Person with Autism? A Personal Account," *Philosophical Transactions of the Royal Society* 364 (2009): 1437–42.
3. Clara Claiborne Park, *Exiting Nirvana: A Daughter's Life with Autism* (New York: Little, Brown and Company, 2001).（『自閉症の娘との四十年の記録』 クララ・クレイボーン・パーク著、松岡淑子訳、河出書房新社、2002年）
4. ジェニファー・マッキルウィー・マイヤーズのインタビュー。
5. Jennifer Kahn, "The Extreme Sport of Origami," *Discover*, July 2006.

6. Daniel Tammet, *Born on a Blue Day: Inside the Extraordinary Mind of an Autistic Savant* (New York: Free Press, 2007).（『僕には数字が風景に見える』 ダニエル・タメット著、古屋美登里訳、講談社、2007年）
7. Philip Bethge, "Who Needs Berlitz? British Savant Learns German in a Week," *Der Spiegel*, May 3, 2009.
8. 以下参照。Clifton Callender et al., "Generalized Voice-Leading Spaces," *Science* 320 (April 18, 2008): 346–48.
9. Davide Castelvecchi, "The Shape of Beethoven's Ninth," *Science News* 173, no. 17 (May 24, 2008): 13.
10. J. L. Aragón et al., "Turbulent Luminance in Impassioned van Gogh Paintings," *Journal of Mathematical Imaging and Vision* 30, no. 3 (March 2008): 275–83.
11. http://plus.maths.org/content/troubled-minds-and-perfect-turbulence.
12. Jennifer Ouellette, "Pollock's Fractals," *Discover*, November 2001.
13. Firas Khatib et al., "Crystal Structure of a Monomeric Retroviral Protease Solved by Protein Folding Game Players," *Nature Structural and Molecular Biology*18 (2011): 1175–77.
14. D. T. Max, "The Prince's Gambit," *New Yorker*, March 21, 2011.
15. Philip E. Ross, "The Expert Mind," *Scientific American*, August 2006.
16. Michael Shermer, *The Believing Brain: From Ghosts and Gods to Politics and Conspiracies — How We Construct Beliefs and Reinforce Them as Truths* (New York: Times Books, 2011).
17. Mario Livio, *The Golden Ratio: The Story of Phi, the World's Most Astonishing Number* (New York: Broadway Books, 2003).（『黄金比はすべてを美しくするか――もっとも謎めいた「比率」をめぐる数学物語』 マリオ・リヴィオ著、斉藤隆央訳、早川書房、2005年）
18. Neal Karlinsky and Meredith Frost, "Real 'Beautiful Mind': College Dropout Became Mathematical Genius After Mugging," ABCNews.com, April 27, 2012, http://abcnews.go.com/blogs/health/2012/04/27/real-beautiful-mind-accidental-genius-draws-complex-math-formulas-photos.
19. "The Mathematics of Hallucination," *New Scientist*, February 10, 1983.
20. http://thesciencenetwork.org/media/videos/52/Transcript.pdf.
21. Gerhard Werner, "Fractals in the Nervous System: Conceptual Implications for Theoretical Neuroscience," *Frontiers in Physiology* 1 (July 2010): 15, doi:10.3389/

fphys.2010.00015.
22. http://releases.jhu.edu/2012/10/04/jhu-cosmologistsreceive-new-frontiers-award-for-work-on-origami-universe/.
23. Maria Kozhevnikov et al., "Revising the Visualizer-Verbalizer Dimension: Evidence for Two Types of Visualizers," *Cognition and Instruction*20, no. 1 (2002): 47–77.
24. Maria Kozhevnikov et al., "Spatial versus Object Visualizers: A New Characterization of Visual Cognitive Style," *Memory and Cognition* 33, no. 4 (2005): 710–26.
25. マリア・コジェヴニコフのインタビュー。
26. Angélique Mazard et al., "A PET Meta-Analysis of Object and Spatial Mental Imagery," *European Journal of Cognitive Psychology* 16, no. 5 (2004): 673–95.
27. Mary Hegarty and Maria Kozhevnikov, "Types of Visual-Spatial Representations and Mathematical Problem Solving," *Journal of Educational Psychology* 91, no. 4 (1999): 684–89.
28. Kozhevnikov et al., "Spatial versus Object Visualizers."
29. O. Blajenkova et al., "Object-Spatial Imagery: A New Self-Report Imagery Questionnaire," *Applied Cognitive Psychology* 20 (2006): 239–63.
30. M. A. Motes et al., "Object-Processing Neural Efficiency Differentiates Object from Spatial Visualizers," *NeuroReport* 19, no. 17 (2008): 1727–31.
31. 以下参照。Maria Kozhevnikov et al., "Trade-Off in Object versus Spatial Visualization Abilities: Restriction in the Development of Visual-Processing Resources," *Psychonomic Bulletin and Review* 17, no. 1 (2010): 29–35.
32. G. Borst et al., "Understanding the Dorsal and Ventral Systems of the Human Cerebral Cortex: Beyond Dichotomies," *American Psychologist* 66, no. 7 (October 2011): 624–32.

●8章　活躍の場を切り開く

1. Malcolm Gladwell, *Outliers: The Story of Success* (Boston: Little, Brown and Company, 2008).(『天才!成功する人々の法則』マルコム・グラッドウェル著、勝間和代訳、講談社、2009年)
2. K. Anders Ericsson et al., "The Role of Deliberate Practice in the Acquisition of Expert Performance," *Psychological Review* 100, no. 3 (1993): 363–406.

3. Geoffrey Colvin, "What It Takes to Be Great," *Fortune*, October 19, 2006.
4. Eleanor A. Maguire et al. "Navigation-related structural change in the hippocampi of taxi drivers," *Proceedings of the National Academy of Sciences* 97, no. 3 (April 2000): 4398–4400.
5. Sara Reardon, "Playing by Ear," *Science* 333 (September 2011): 1816–18.
6. Gareth Cook, "The Autism Advantage," *New York Times*, December 2, 2012.
7. Temple Grandin and Kate Duffy, *Developing Talents: Careers for Individuals with Asperger's Syndrome and High-Functioning Autism*, updated and expanded edition (Overland Park, KS: Autism Asperger Publishing Company, 2008).（『アスペルガー症候群・高機能自閉症の人のハローワーク：能力を伸ばし最適の仕事を見つけるための職業ガイダンス』 テンプル・グランディン、ケイト・ダフィー著、梅永雄二監修、柳沢圭子訳、明石書店、2008年）
8. Brent Schlender, "Exclusive: New Wisdom from Steve Jobs on Technology, Hollywood, and How 'Good Management Is Like the Beatles,'" *Fast Company*, May 2012.
9. Carla K. Johnson, "Startup Company Succeeds at Hiring Autistic Adults," Associated Press, September 21, 2011, http://news.yahoo.com/startup-company-succeeds-hiring-autistic-adults-162558148.html.
10. http://www.walgreens.com/topic/sr/distribution_centers.jsp.
11. サヴィーノ・ヌッチョ・ダルジェントのインタビュー。
12. ジョン・フィーンバーグのインタビュー。

付録　自閉症スペクトラム指数（AQ）テスト

ケンブリッジ大学自閉症研究センターの心理学者サイモン・バロン=コーエンのチームは、成人を対象に自閉症的な傾向を測定する自閉症スペクトラム指数（AQ）テストを開発しました。このテストを使った最初の大規模な実験では、対照被験者群の平均点は16.4点で、自閉症あるいは自閉症関連疾患の診断を受けている人の80%が32点以上の点をとりました。とは言え、診断をくだすためのテストではありません。32点以上の人や、軽い自閉症あるいはアスペルガー症候群の診断基準にあてはまる人でも、日常生活ではまったく困難を感じないと報告する人が少なくありません。

〈自閉症スペクトラム指数（AQ）テスト——日本語版〉

回答の仕方

以下の各項目の内容について、次の「1 あてはまる（そうである）」から「4 あてはまらない（そうではない）」のなかから、もっとも自分にあてはまるものに○をつけてください。

1　あてはまる（そうである）
2　どちらかといえばあてはまる
3　どちらかといえばあてはまらない
4　あてはまらない（そうではない）

1. 何かをするときには、ひとりでするよりもほかの人と一緒にするほうが好きだ。	1	2	3	4
2. 同じやりかたを何度も繰り返し用いることが好きだ。	1	2	3	4
3. 何かを想像するとき、映像（イメージ）を簡単に思い浮かべることができる。	1	2	3	4
4. ほかのことがぜんぜん気にならなくなる（目に入ら	1	2	3	4

なくなる）くらい、何かに没頭してしまうことがよくある。

5.	ほかの人が気がつかないような小さい物音に気がつくことがよくある。	1	2	3	4
6.	車のナンバーや時刻表の数字などの一連の数字や、特に意味のない情報に注目する（こだわる）ことがよくある。	1	2	3	4
7.	自分ではていねいに話したつもりでも、話し方が失礼だと周囲の人に言われることがよくある。	1	2	3	4
8.	小説などの物語を読んでいるとき、登場人物がどのような人か（外見など）について簡単にイメージすることができる。	1	2	3	4
9.	日付についてのこだわりがある。	1	2	3	4
10.	パーティーや会合などで、いろいろな人の会話についていくことが簡単にできる。	1	2	3	4
11.	自分がおかれている社会的な状況（自分の立場）がすぐにわかる。	1	2	3	4
12.	ほかの人は気がつかないような細かいことに、すぐに気づくことが多い。	1	2	3	4
13.	パーティーなどよりも、図書館に行くほうが好きだ。	1	2	3	4
14.	新しい話（ストーリー）を、すぐに作ることができる。	1	2	3	4
15.	モノよりも人間のほうに魅力を感じる。	1	2	3	4
16.	それをすることができないとひどく混乱して（パニックになって）しまうほど、何かに強い興味を持つことがある。	1	2	3	4
17.	ほかの人と、雑談などのようなちょっとした会話を楽しむことができる。	1	2	3	4
18.	自分が話をしているときには、なかなかほかの人に横から口をはさませない。	1	2	3	4

19. 数字に対するこだわりがある。	1	2	3	4
20. 小説などを読んだり、テレビでドラマなどを観ているとき、登場人物の意図をよく理解できないことがある。	1	2	3	4
21. 小説のようなフィクションを読むのは、あまり好きではない。	1	2	3	4
22. 新しい友人を作ることは、むずかしい。	1	2	3	4
23. いつでも、ものごとの中に何らかのパターン（型や決まりなど）のようなものに気づく。	1	2	3	4
24. 博物館に行くよりも、劇場に行くほうが好きだ。	1	2	3	4
25. 自分の日課が妨害されても、混乱することはない。	1	2	3	4
26. 会話をどのように進めたらいいのか、わからなくなってしまうことがよくある。	1	2	3	4
27. 誰かと話をしているときに、相手の話の「言外の意味」を理解することは容易である。	1	2	3	4
28. 細部よりも全体像に注意が向くことが多い。	1	2	3	4
29. 電話番号を覚えるのは苦手だ。	1	2	3	4
30. 状況（部屋の様子やものなど）や人間の外見（服装や髪型）などが、いつもとちょっと違っているくらいでは、すぐには気がつかないことが多い。	1	2	3	4
31. 自分の話を聞いている相手が退屈しているときには、どのように話をすればいいかわかっている。	1	2	3	4
32. 同時にふたつ以上のことをするのは、簡単である。	1	2	3	4
33. 電話で話をしているとき、自分が話をするタイミングがわからないことがある。	1	2	3	4
34. 自分から進んで何かをすることは楽しい。	1	2	3	4
35. 冗談がわからないことがよくある。	1	2	3	4
36. 相手の顔を見れば、その人が考えいていることや感じていることがわかる。	1	2	3	4

37.	じゃまが入って何かを中断されても、すぐにそれまでやっていたことに戻ることができる。	1	2	3	4
38.	人と雑談のような社交的な会話をすることが得意だ。	1	2	3	4
39.	同じことを何度も繰り返していると、周囲の人からよく言われる。	1	2	3	4
40.	子どものころ、友達といっしょに、よく「○○ごっこ」（ごっこ遊び）をして遊んでいた。	1	2	3	4
41.	特定の種類のものについての（車について、鳥について、植物についてのような）情報を集めることが好きだ。	1	2	3	4
42.	あること（もの）を、ほかの人がどのように感じるかを想像するのは苦手だ。	1	2	3	4
43.	自分がすることはどんなことでも慎重に計画するのが好きだ。	1	2	3	4
44.	社交的な場面（機会）は楽しい。	1	2	3	4
45.	ほかの人の考え（意図）を理解することは苦手だ。	1	2	3	4
46.	新しい場面（状況）に不安を感じる。	1	2	3	4
47.	初対面の人と会うことは楽しい。	1	2	3	4
48.	社交的である。	1	2	3	4
49.	人の誕生日を覚えるのは苦手だ。	1	2	3	4
50.	子どもと「○○ごっこ」をして遊ぶのがとても得意だ。	1	2	3	4

ＡＱテストの採点法

- 以下の項目に「あてはまる」または「どちらかといえばあてはまる」を選んだ場合には、１点を加えます。

  2. 4. 5. 7. 9. 12. 13. 16. 18. 19. 20. 21. 22. 23. 26. 33. 35. 39. 41. 42. 43. 45. 46.

● 以下の項目に「あてはまらない」または「どちらかといえばあてはまらない」を選んだ場合には、1点を加えます。
1. 3. 8. 10. 11. 14. 15. 17. 24. 25. 27. 28. 29. 30. 31. 32. 34. 36. 37. 38. 40. 44. 47. 48. 49. 50.
以上の2つの得点を加算したものが、ＡＱテストの得点となります。

ＡＱテストの得点の解釈　＊日本人のデータに基づく基準による

0－14点：低い
15－26点：平均範囲
（男性の平均得点は21.5点、女性の平均得点は20点）
27－32点：平均より高い
33点以上：かなり高い（高機能自閉症やアスペルガー症候群の成人では、約90％がこの得点範囲に入ります）
50点：最高点

【編集部注】

＊サイモン・バロン＝コーエン教授と共同で、現在これらの検査の英日比較研究を行なっているケンブリッジ大学客員教授の若林明雄博士にご協力をいただき、得点の解釈のところに、日本人のデータに基づく基準を掲載してあります。

＊ＡＱテストは、診断のための検査ではありませんが、信頼性のある回答の場合には、一定の診断的な妥当性を持っていることが明らかにされています。もし自分の得点が「かなり高い」レベルに該当し、心配な場合には、専門機関等に相談し、専門家のもとで診断を受けてください。この検査の結果だけで、自閉性障碍であるかどうかを判断することは絶対にしないでください。
また、このＡＱテストは、一般的な知能を持った成人（18歳以上）を対象として作成されており、上記の基準もそれに基づいて標準化されています。したがって、幼児や児童を対象にして使用しないでください。（児童用ＡＱテストは、これとは別に作成されています）。

＊「自閉症スペクトラム指数（ＡＱ）テスト　日本語版」の項目の一部または全部について著者に無断で使用することはご遠慮ください。この資料は、読者自身が参考のために自分について使用することだけが許可されています。診断などの参考資料として使用を希望される場合には、一定の条件がありますので、必ず事前に以下のメールアドレスまで連絡の上、了解を得てください。
連絡先メールアドレス：akiow@L.chiba-u.ac.jp